新安孤本醫籍叢刊

醫籍叢刊

第一輯

王鵬/主編

傷寒從新 叄

〔清〕王潤基/撰 王鵬/提要

U0215885

2019年度國家古籍整理出版專項經費資助項目

北京科學技術出版社

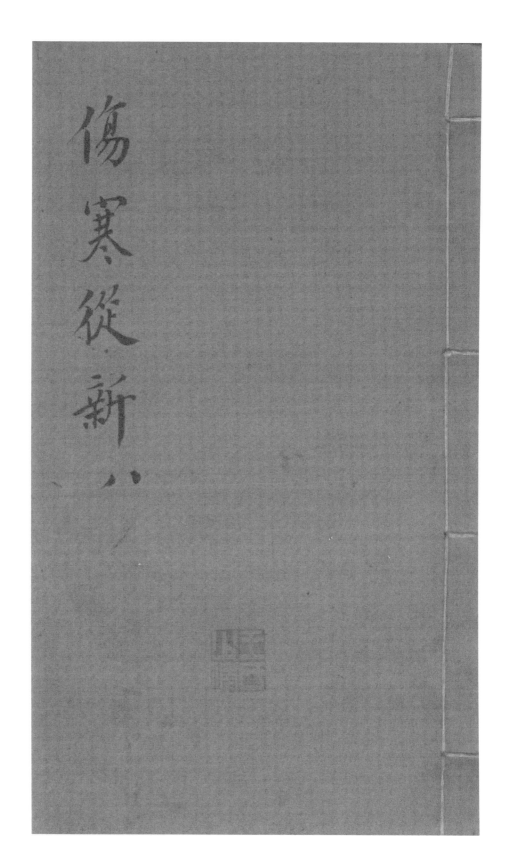

傷寒從新六

傷寒從新卷五

漢張機原文

寓苕溪王少峰輯學

受業 張子菴校字

喻昌曰、凡外感之邪全入陽明所轄地界已

離太陽未接少陽此際當用下法確無疑矣

然其邪復有在經在府之不同在經者與太
少為鄰仍是傳經之邪在府者則入於胃而
不傳經但在經首之用下常恐胃有未實若
在府則胃巳大實惟有急下以存津液而巳
又曰凡屬正陽陽明之證病巳入於胃腑故
下之則愈其有胃不實而下證不具者病仍
在經在經之邪不解必隨經而傳少陽口苦
咽干目眩耳聾胸脇滿痛之證必兼見一二
故謂之少陽陽明其實乃是陽明少陽迤少
陽主半表半裡陽明證中纔兼少陽即表裡
皆不可攻故例中止用和法少陽陽明合病

另有顥條

又曰凡外邪初入陽明地界未離太陽淨盡

者謂之太陽陽明列於上篇巳離太陽未接

少陽謂之正陽陽明巳趨少陽未離陽明謂

之少陽陽明列於此篇

愚按少陽篇在陽明後陽明篇在少陽前蓋

氏證治要訣嘗有疑詞而未覼喻氏則曰陽

明去路必趨少陽最屬要害強愚亦嘗疑篇次

然後入改以今觀之殊覺不然蓋以少陽病仲

景以為半表半裡之目而其證興治既拈太

陽篇前猶列之陽明之後何以名半表裡之界

陽明下篇

一百
五四

乎殆有存羊之意云爾今余此述亦列陽明

之後因先輩尚不能更改故余亦存其舊以

俟高明正之或謂少陽在半表為在三陽之

半表在半裡為在三陰之裡總不若謂之三

陰之表三陽之裡可乎否乎以此論之則以

陽篇又可列於陽明之後存考 王省峰識

陽明府證傳受第一

陽明之為病胃家實也

金鑑曰陽明經內以候胃外以候肌言陽明

之為病由太陽之邪傳於其經則為陽明病

外證由太陽之邪傳入胃府則為胃家實也

方有執曰陽明經也胃府也實者太便結為

鞕滿而不得出也雖則遲早不同而非日數

所可拘也

喻昌曰以胃家實揭陽明歸府之總稱見邪

到本經或來自太陽少陽遂入胃而成胃實

之證也不然陽明病其胃不實者多矣於義

安取乎

程應旄曰陽明之為病指胃府而言可攻之

陽明也胃家猶云濕家汗家之類兼素禀而

言胃家實推原陽明受病之故凡病在六經

俱從陽明胃受氣其誤汗不至於亡陽動經

誤下不至於結胸下利誤利小便不至於齋

血便淋而因標轉本祇成其陽明之為病者

由其入胃家實也

又曰太陽之為病多從外入風寒等是病根

陽明之為病多從內受胃家實是病根而燥

之一字則又胃家實之病根也故仲景指出

三陽明來

徐大椿曰此乃正陽陽明

尤在涇曰胃者彙也水穀之海為陽明之府

必胃家實者邪熱入胃與糟粕相結而成實

非胃氣自盛迎凡傷寒腹滿便閉潮熱轉矢

氣手足濈濈然汗出等證皆是陽明胃實之

證也

章楠曰胃家者統陽明經腑而言也實者受

邪之謂經曰邪氣盛為實精氣奪為虛也素

問云傷寒二日陽明受之是言邪由太陽傳

陽明經之證而仲景止標胃家實者何也蓋

萬物土中生萬物盡歸土而胃為藏府之海

入身之土也故其在經之邪有從自受者有

從他經傳來者在府之邪有從陽經傳入者

有從陰傳入者有從藏而轉入胃府者既入胃府

如物歸土無復傳變矣

柯琴曰陽明為傳化之府當更實更虛食入
胃實而腸虛食下腸實而胃虛若但實不虛
斯為陽明之病根矣胃實不是陽明病而陽
明之為病悉從胃實上得來故以胃家實為
陽明一經之總綱也然致實之由最宜詳審
有實於未病之先者有實于得病之後者有
風寒外束熱不得越而實者有妄汗吐下重
亡津液而實者有從本經熱盛而實者有從
他經轉屬而實者此只舉其病根在實而勿
得以胃實即為可下之症拔陽明提綱與內
經熱論不同熱論重在經絡病為在表此以

裡證為主，裡不和即是陽明病，他條或有表
證，仲景意不在表，或兼經病，仲景意不在經
陽明為圖也，凡裡證不和者，又以圖病為主，不
大便圖圖也，不小便亦圖也，不能食食難用
飽初欲食反不能食，皆圖此，自汗出，溢汗出
表涸而裡圖也，反無汗，內外皆圖圖種種圖
病或然或否，故提綱以胃家為正，胃實不是
竟指燥糞堅硬只，對下利言，下利是胃家不
實矣，故汗出解後，胃中不和而不下利者，便不
稱陽明病，如胃中虛而不下利者，便屬陽明
即初鞭後溏者，總不失為胃家實也，所以然

者陽明太陰同處中州而所司各別胃司納

故以陽明主實脾可輸故以太陰主利同一

胃府而分治如此是二經所由分也

陳修園曰此復申明正陽陽明之為病也按

沈堯封曰此是陽明證之提綱後稱陽明證

三字俱有胃家實在內胃家實言以手按胃

中實硬也如大陷胸證按之石硬即名實熱

妮子跤證按之心下濡即名虛煩夫心下俱

以濡硬分虛實何獨胃中不以濡硬分虛實

乎此說與柯氏之論相表裡雖非正解亦可

存參

此條傷寒論輯義第一百八十九條四本

本太陽初得病時發其汗汗先出不徹因轉屬

陽明也

金鑑曰陽明之病本自太陽初得病時發其

汗汗先出而不徹乃為汗不如法故未盡

之邪因而轉屬陽明也邪在經則為外證邪

入府則為胃家實也

方有執曰此言由發太陽汗不如法致病入

胃之大意

喻昌曰發其汗兼解肌發汗二義汗出不徹

則未得如法故邪不服而轉入陽明也

尤在涇曰徹達也汗雖欲出而不達於皮膚
則邪不外出而反內入此太陽之邪傳陽明
之經與汗下後入府者不同也

程郊倩曰胃家有燥氣母論病在太陽發汗
吐下過亡津液能轉屬之即汗之一法稍失
其分數亦能轉屬之也徹者盡也透也汗出
不透則邪未盡而辛熱之藥性反內留而助
動燥邪因轉屬陽明也辨脈篇所云汗多則
熱愈汗少則便難者是也

柯琴曰徹止也即汗出多之互辯

此條傷寒論輯義第一百九十四條

傷寒發熱無汗嘔不能食而反汗出濈濈然者

是轉陽明也

金鑑曰傷寒發熱無汗嘔不能食為太陽之

邪欲傳也若無汗為太陽陽明之表尚在汗

之可也今反汗出濈濈然者是邪已轉屬陽

明之府可下不可汗也

成無己曰傷寒發熱無汗嘔不能食者太陽

受病也若反汗出濈濈然者是太陽之邪轉

屬陽明也故經曰陽明病法多汗

方有執曰嘔不能食熱入胃也反汗出者肌

內著熱膚膝反開也

卷之二　　陽明下篇

程郊倩曰、太陽本證現在而反汗出濈濈然

者、雖表證未罷巳是轉屬陽明也、濈濈連綿

之意、即俗云、汗一身不了又一身是也

喻昌曰、濈濈者肌肉開而微汗不乾之貌、發

熱無汗嘔不能食皆傷寒之症也、傷寒無汗

何以反濈濈汗出也、可見症巳轉屬正陽陽

明矣、既濈然汗出則熱除嘔止可知矣

程郊倩又曰、凡言轉屬處皆是指其乖便因

勢之陽也、其陽陽本胃家素實故也

章楠曰、初時發熱無汗嘔不能食是太陽寒

傷營也、繼而諸證未退而反汗出濈濈然者

是邪轉屬陽明之證也若汗出而諸證此皆退

則為外解而愈矣減減者外泄不已也

尤在涇曰發熱無汗為太陽病在表嘔不能

食者邪欲入裏而正氣拒之也至汗出減減

則太陽之邪陽明已受之矣

柯琴曰胃實之病機在汗出多病情在不能

食初因寒邪外束故無汗繼而胃陽遞發故

反汗多即嘔不能食時可知其人胃家素實

與乾嘔不同而反汗出則非太陽之中風是

陽明之病實矣

此條傷寒論輯義第一百九十五條

傷寒轉繫陽明者其人濈然微汗出也

、金鑑曰凡傷寒無論三陰三陽若轉繫陽明
其人必有濈濈然微汗出之證始為轉屬陽

明也

、方有執曰此條承上條復以微汗申言重致

叮嚀也

、柯琴曰此亦汗出不止之互辞概言傷寒不

是耑指太陽矣

、舒詔曰此二條但據汗出濈濈一端便是轉

屬陽明則恐不能無疑若熱退身凉飲食有

味則豈非病自解之汗耶兄其人惡熱不惡

一百
九四

脈陽微而汗出少者為自和也汗出多者為太過太過為

過陽脈實因發其汗出多者亦為太過

此條傷寒論辨義第一百九十八條

則非太陽也

辨也然陽明初感亦有惡寒其無頭項強痛

寒若轉屬陽明即不惡寒而反惡熱此可為

陽明者也若太陽風傷衛本自汗出而必惡

汗出為轉繫陽明繫者邪未全離太陽兼及

章楠曰寒傷營在太陽則無汗其後濈然微

不足憑也

寒腹滿枝痛讝語諸證錯見方為有據否則

傷寒緒論　卷上陽明腑症傳受

陽絶於裡。亡津液大便因鞕也

金鑑曰脉陽微謂脉浮無力而微也陽脉實

謂脉浮有力而盛也凡中風傷寒脉陽微則

熱微微熱蒸表作汗若汗出少者為自和欲

解汗出多者為太過也陽脉實則熱盛

因熱盛而發其汗汗出多者亦為太過汗出太

過則陽極於裡亡津液大便因鞕而成内實

之證矣勢不得不用下法故欲發其汗者不

可不早慮及此也

喻昌曰陽微者中風之脉陽微緩也陽實者

傷寒之脉陽緊實也陽絶即亡津液之互辭

仲景每於亡津液者悉名無陽玩本文陽絶於裡亡津液大便因鞕甚明傷寒發太陽膀胱經之汗即當顧慮陽氣以膀胱主氣化故也發陽明胃經之汗即當顧慮陰津以胃中藏津液故也所以陽明多有熱越之證謂胃中津液隨熱而盡越於外汗出不止耳然則陽明病不論中風傷寒脉微脉實汗出少而邪將自解汗出多則陰津易致竭絶也

程郊倩曰毋論陽脉微陽脉實俱以汗出少為自和汗出多為太過陽絶於裡者孤陽獨治無陰液以和之大便因鞕而成内實證則

不得不用大承氣湯矣

尤在涇曰脉陽微者諸陽脉微即正之虛也
故汗出少者邪適去而正不傷為自和汗出
多者邪雖郤而正亦衰為太過也陽脉實者
邪之實也然發汗出多者亦為太過為其津
亡於外而陽絕於裡也夫陽為津液之源津
液為陽之根汗出過多津液竭矣陽氣雖存
根本則離故曰陽絕陽絕津亡大便焉得不
鞕耶

舒詔曰按津液內竭而成鞕者非不可攻正
不可攻也其所以不必攻者以未見實滿諸

證不過便鞕而已也

柯琴曰陽明主津液所生病者也因妄汗而

傷津液致胃家實耳桂枝症本自汗自汗多

則亡津麻黃症本無汗發汗亦亡津此雖指

太陽轉屬然陽明表症亦有之

章楠曰此言治之之法有善不善者即表少

陽陽明之證也陽脈微者浮按微弱則表邪

巳去汗出少則內熱巳輕故為自和此治之

善者也如脈既微弱而汗出多則裡熱盛為

發表之藥太過矣或其陽脈實是有表邪因

發其汗出多者亦為用藥太過也津為陽液

一百
五十

為陰皆胃之氣所化發汗太過而胃

陽不能接續為陽絶於裡亡其津液則腸胃

枯燥大便因鞕也此舉發汗傷津液而利小

便事同一例名為少陽陽明之證也

此條傷寒論輯義第二百五十一條

太陽陽明府證第二

而緊若下之則腹滿小便難也

陽明中風口苦咽乾腹滿微喘發熱惡寒脉浮

金鑑曰陽明謂陽明裡證中風謂太陽表證

也口苦咽乾少陽熱證也腹滿陽明熱證也

微喘發熱惡寒太陽傷寒證也脉浮而緊傷

寒脈也此為風寒兼傷表裏同病之證當審
表裏施治太陽陽明病多則以桂枝加大黃
湯兩解之少陽陽明病多則以大柴胡湯和
而下之若惟從裏治而遽以腹滿一證為熱
入陽明而下之則表邪乘虛復陷故腹更滿
也裏熱愈竭其流故小便難也
程知曰此言陽明兼有太陽少陽表邪即不
可攻也陽明中風熱邪迅腹滿而喘熱入裏
也然喘而微則未全入裏也喘熱惡寒脈浮
而緊皆太陽未除之證口苦咽干為有少陽
之半表半裏若誤下之則表邪乘虛內陷而

陽明下篇

腹益滿矣兼以重亡津液故小便難也

程郊倩曰此條與太陽大青龍證同太陽以

風寒持其榮衛故有煩躁證而無腹滿證此

以風寒持住陽明故有腹滿證而無煩躁證

然口苦咽干實與煩躁同其機兆也

張璐曰口苦咽干陽邪內陷也腹滿微喘

裡氣不行也發熱惡寒表邪方盛也夫邪在

裡者已實而在表者猶盛於法則不可下下

之則邪氣盡陷腑乃不化腹加滿而小便難

矣此陽明自中風邪而表裡俱受之證是以

脈浮而緊蓋太陽脈緊為表有寒陽明脈緊

為裡有實也

舒詔曰此條陽明之邪瀰漫本位溢出太少

兩經而兼見于太陽經證若發熱惡寒少陽

晡證口苦咽干則仲景但戒以不可下之未

言治法憑意可與桂枝厚朴杏仁柴胡黃芩

不識當否

方有執曰陽明之脈俠口環唇然胆熱則口

苦咽為胆之使故口苦則咽乾腹滿熱入陽

明也微喘發熱惡寒脈浮而緊風寒俱有而

太陽未除也

徐大椿曰惡寒未離太陽也

柯琴曰本條無目痛鼻乾之經病又無尺寸

俱長之表脉微喘惡寒脉浮而緊與太陽麻

黃疸同口苦咽干又似太陽少陽合病更兼

腹滿又似太陰兩感他經形證五主本經形

證未顯何以名為陽明中風也以無頭項強

痛則不屬太陽不耳聾目赤則不屬少陽不

腹痛自利則不關太陰是知口為胃竅咽為

胃門腹為胃室喘為胃病矣今雖惡寒二日

必止脉之浮緊亦潮熱有時之候也此為陽

明初病在裡之表津液素虧故有是證若以

腹滿為胃實而下之津液既竭腹更滿而小
便難必大便反易矣此中風轉中寒胃實轉
胃虛初能食而致反不能食之機也傷寒中
風但見有柴胡一證便是則口苦咽干當從
少陽證治脈浮而緊者當白芷矣
章楠曰此言邪中陽明者易於化熱故口苦
咽干也腹滿微喘者陽明當肺胃之間肺胃
氣鬱故也以其身發熱而反惡寒者邪在表也
脈緊者兼寒也以無頭項強痛故非太陽而
為陽明之經證邪未入腑若誤下之則傷脾
胃脾傷而腹更滿腎傷則小便難以下焦氣

陽明下篇

一百一五

化不宣也

此條傷寒論輯義第一百九十九條

陽明病脈遲食難用飽飽則微煩頭眩必小便

難。此欲作穀瘅雖下之腹滿如故所以然者脈

遲故也

金鑑曰陽明病不更衣已食如饑食輒腹滿

脈數者則為胃熱可下證也今脈遲為中

寒中寒不能化穀所以雖饑欲食食難用飽

飽則煩悶是健運失度也清者但於上升故

頭眩濁者但於下降故小便難食醞濕瘀此

欲作穀瘅之徵非陽明熱滋腹滿發黃者此

雖下之腹滿暫減頃復如故所以然者脈遲

中寒故也

方有執曰遲為寒不化穀故食難用飽濕欝

而蒸氣逆而不下行故微煩頭眩小便難也

疸黃病也穀之濕蒸發而身黃也

之耳夫陽明證本當下陽明而至腹痛尤當

遲則胃不實徒下其糟粕病既不除而反害

張璐曰下之腹滿如故蓋腹滿巳是邪陷脈

急下獨此一證下之腹滿必如故者濈脈遲

則胃氣空虛津液不充其滿不過虛熱內壅

非結熱當下之此也可見脈遲胃虛不但下

卷五　　陽明下篇

之無益即發汗利小便之法亦不可用惟當

用和法如甘草乾薑湯尤溫其中然後少與

調胃承氣湯微和胃氣可也

程郊倩曰熱畜成黃之腹滿下之可去此則

穀氣不得宣減扁胃氣虛寒使然下之益虛

其虛矣故腹滿如故

尤在涇曰麻進者氣药而行不利此氣弱不

行則穀化不速穀化不速則穀氣醫而生熱

其熱上冲則作頭眩氣上冲者不下走則小

便難而熱之醫於中者不得下行濁道必將

蒸積為黃故曰欲作穀疸然以穀氣醫而成

熱而非胃有實熱、故雖下之而腹滿不去、不

得與脈數胃實者同論也

舒詔曰、此條為陰、黃芩乃由脾胃反有寒、濕

意者尚陳四逆湯加神曲可用

周揚俊曰、此條病原終始只重脈遲二字、俞

註謂脈遲則表證將除似乎下之當於理有

合耶仲景於脈遲法中云數為在府遲為在藏

又申云假令脈遲此為在藏也、所言藏者脾

也病屬陽明是今客病脾家濕熱、又昔之內

因即風邪稍輕尚或可以引食而濕證已久

則必不餘運化飽食微煩徒然脾氣倦而上

蒸為眩下阻膀胱濕無從滲則穀疸為黃何
能免乎設不知受病之由而但去其糟粕吾
知腹滿不減以脾藏之濕究未清楚故也然
或云遲則為寒寒則何以云熱而不熱則必
不為疸也殊不知外邪未罷之先脈必浮緩
歸府之後脈必數實今既屬陽明而未見數
脈故云遲也然則脾與胃相為表裡也胃家
之邪熱甫歸脾之精畜不運勢必蒸腐其所
存之食不黃不休耳故曰欲作穀疸乃是因
脈原證料所必至之詞若至穀疸既成脈或
裹遲為數又所必至也

柯琴曰陽明脉浮而緊大為非風若脉遲為

中寒為無陽矣食難用飽因于腹滿腹滿因

于小便難煩眩又因于食飽因耳食入于胃濁

氣歸心故煩虛陽不舋化液則清中清者不

上升故食穀則頭眩濁中清者不下舋故腹

滿而小便難胃脘之陽不達于寸口故脉遲

迎金匱曰穀氣不清胃中苦濁濁氣下流小

便不通負体盡黃名曰穀疸當用五苓散調

胃利水而反用茵陳湯下之腹滿不減而除

中發噦所由來矣所以然者蓋遲為在藏脾

家實則腐穢自去食難用飽若脾不磨也下

之則脾家愈虛不化不出故腹滿如故

章楠曰食難用飽飽則微煩頭眩者以胃中

疫濕盛壅猶脾務不運脾不運則三焦氣化

不宣而小便必難此

食此能食而但難用飽飽則微煩頭眩者胃惟

魏荔彤曰陽明脈遲似屬虛寒但寒則不能

不寒故能食胃惟氣虛故不用飽不用飽者

不受飽此微煩頭眩俱虛而兼熱之象以此

辨胃之虛與食穀欲嘔條同而熱則本條獨

異夫遲為寒脈何云是熱不知此乃兼濕之

遲非夫沉遲遲謂之虛而兼濕熱則可謂之

虛寒則大不可下也故又見小便難一症虛則
氣不充而而濕不除濕則氣不化而熱不消由胃
中穀氣不能化正養身卻蘊釀濕熱蒸作疸
黃之兆如不治熱除濕培土而妄下之將濕
愈增而虛愈甚腹滿如日脈遲眾及脾表裡受
病而發黃身腫矣故又日脈遲故也言遲則
濕滯而不滑利虛而濕之義為主而熱副之
主治者以陳濕培土補中為君以清熱消疸
為臣伍之用斯為仲景心法者
成無已日陽明病脈遲則邪方入裡未化為
熱也胃中有寒食難用飽飽則微煩而頭眩

一百
二五

者穀氣與寒氣相搏也寒熱相搏光小便難

利者不能發黃言穀熱得泄泄也小便不利則

穀氣醞釀成熱不得泄出貪必發黃疸黃也

以其發於穀氣之熱故名穀疸熱實者下之

則愈脈遲為寒故雖下之祇益其寒腹滿亦

不減也經日脈遲者尚未可攻

此條傷寒論輯義第二百零五條

陽明病若中寒不能食。小便不利手足濈然汗

出此欲作固瘕必大便初鞕後溏所以然者以

胃中冷水穀不別故也

金鑑曰陽明病內熱則不大便能食小便利

手足濈然汗出是可下之證也今中寒不能

食小便不利難手足濈然汗出不可下也此

為中寒欲作固瘕何以知之以大便必初鞕

後溏也所以然者胃中虛冷水穀不分故小

便不利而大便必溏也

文蛤不餘食與上條食難用飽同一不能窩

熟水穀也小便不利與上條小便難同一不

能下輸膀胱眩不同被欲作穀疸此欲作固瘕

則微煩頭眩惟手足濈然汗出與上條飽

皆胃中寒冷一以微煩頭眩陽在中上故不

病瀉而病疸一以手足汗出陽在四肢故不

病疸而病瀉也再上條中寒食难用飽無汗

小便難歒作榖疸以其尚能小食微煩猶有

陽氣故也此條中寒不能食手足冷汗小便

不利歒作固瘕則是寒濕不化純陰故也固

瘕者大瘕瀉也俗謂之溏瀉固者久而不止

之謂也

又曰人之汗以天地之雨名之陰陽和而後

有雨陽亢則熱而雨少陰盛則寒而雨多人

之汗亦若是也四肢手足屬土土主脾胃若

脉大其汗蒸蒸而熱則為陽盛可下之證也

若脉遲其汗漐漐而寒則為陰盛可溫之證

也

程應旄曰水穀不別屬濕熱偏滲者多此屬

出胃中冷欲人知病本於寒宜從寒治不互

小便也

尤在涇曰手足濈然汗出於法為胃家實而

寒邪適中小便復不利則是胃有堅積而水

寒勝之所以知其欲作固瘕固瘕者胃寒成

聚久泄不巳也

柯琴曰胃實則中熱故能消穀胃虛則中寒

故不能食陽明以胃實為病根更當以胃寒

為深慮耳凡身熱汗出不惡寒反惡熱稱陽

陽明下篇

明病今但手足汗出則津液之洩于外者尚
少小便不利則津液不泄于下陽明所慮在
亡津液此更慮其不能化液矣
又曰固瘕即初鞕後溏之謂肛門雖固結而
腸中不全乾也溏即水穀不別之象以瘕瘕
不解者謬矣披大腸小腸俱屬於胃欬知胃
之虛實必于二便驗之小便利屢定硬小便
不利必大便初硬後溏今人但知大便硬犬
便難不大便者為陽明病亦知小便難小便
不利小便數少或不尿者皆陽明病乎
章楠曰胃本虛冷又中寒邪則不能食也三

焦陽氣不化而小便不利也四肢禀氣於胃

胃中水氣外溢手足為汗水穀不化欵作囼

瘕津液下輸下焦反燥故大便初鞕後溏也

陰寒囼結假水成病而名囼瘕內經名大瘕

泄即水穀不化而飱泄也此穀氣與水寒結

成囼瘕似宜理中真武等法治之也

張璐曰溏泄久而不止則曰囼瘕言如癥瘕

囼結不散也

主肯堂曰痼瘕症宜厚朴生姜甘草半夏人

參湯吳茱萸湯理中湯

愚按大瘕泄即腸澼也徐大椿云腎邪下結

傷寒從新　卷二　陽明下篇

一百三五

氣墜不升故逆余考五十難中胃泄脾泄即

今之食瀉大腸泄小腸泄大瘕泄即今之痢

疾逆仲景言陽明中寒脾土虛弱大便先硬

後溏教人慎不可誤以陽明胃實而攻之心

變痼瘕水腫之虞欲作是逆料之詞非巳成

痼瘕之謂 王叶峰譜

此條傷寒論輯義第二百零一條

陽明病初欲食小便反不利大便自調其人骨

節疼翕翕如有熱狀奄然發狂濈然汗出而解

者此水不勝穀氣與汗共併脉緊則愈

金鑑曰陽明病初欲食知其從中風熱邪傳

來也陽明受邪當小便數大便鞕今小便反
不利大便自調如津未傷而胃自和不成裡
實也既不成實則在経之邪本輕可自愈也
若其人骨節疼痛翕翕如有熱狀是太陽之表
未除也奄忽也忽然發狂濈濈汗出而解者
蓋以太陽傳來之邪本輕陽明所受之邪自
浅津液未傷而胃自和仍當還表作解也然
必待發狂而解者此胃中水氣不勝初欲食
之穀氣穀氣長陽化熱水不勝熱釀汗共併
而出所以發狂作解也凡將汗解脈必先浮
今言脈緊則愈者亦邪還於表欲解應見之

脉也

喻昌曰此段文義本明註謂得汗則外邪盡

解脉緊且愈全非本文來意觀上二條一以

小便少而成穀疸是濕熱由胃上攻腦腦則

頭眩而身黃一以小便不利而成固瘕是濕

熱由胃下滲大腸則手足汗出而成溏泄此

徐小便友不利本當穀疸及瘕泄之證況其

人胃節疼濕勝也氣然如有熱狀熱勝也濕

熱交勝乃忽然發狂瀻然汗出而解者何以

得此哉此是胃氣有權就驅陽明之水興熱

故水熱不觖勝與汗共併而出迎脉緊則愈

言不遲也脉緊疾則胃氣強盛所以肌肉開
而濈然大汗若脉遲則胃中虛冷偏滲之水
不能透而為汗即手足多汗而周身之溫與
熱反未能共併而出、此胃強能食脉健之人
所以得病易愈耳
柯琴曰、初欲食則胃不虛冷小便不利足水
氣不宣矣大便反調胃不實可知骨節疼者
濕流關節也盒盒如有熱而不甚熱者燥化
不行而濕在皮膚也其人胃本不虛而水氣
怫欝欝極而鬱故忽狂汗生於穀減然汗出
者水氣與穀氣併出而為汗也脉緊者對遲

卷五　　陽明下篇

而言非緊則為寒之謂

尤在涇曰此陽明風濕為痹之證金匱云濕

痹之候小便不利大便反快又濕病關節疼

痛而煩是也奄然發狂者胃中陽勝所謂怒

狂生於陽也濈然汗出者穀氣內盛所為汗

於穀也穀氣盛而水濕不能勝之故隨汗外

出故曰與汗共併汗出則邪解脈氣自和故

曰脈緊則愈上條中寒不能食所以雖有壅

屎而病成固瘕此條胃穀欲食所以雖有水

濕而忽從汗散合而觀之可以知陰陽進退之

機

舒詔曰此條證妙在欲食可徵胃氣有權否
則小便不利勢必偏渗大腸何其大便脆自
調耶其人骨節疼者乃濕邪阻滯經脈也翁
然如有熱狀者陽氣鬱燕汗作之兆也奄然
發狂者伏邪將潰陽氣沖擊不能驟洩頗覽
不安而欲狂故必瞉然汗出而解也
章楠曰繫字下必脫落一去字則繫去而愈
矣
沈金鰲曰此為水濕之病其人胃本不虛只
因水氣怫鬱鬱極而發奄者忽也言忽然而
狂也

陽明下篇

此條傷寒論輯義第二百零二條

陽明病不能食攻其熱必噦所以然者胃中虛

冷故也以其人本虛故攻其熱必噦

金鑑曰陽明病不能食攻其熱必噦

客熱者為中寒即有脈數

客熱上條既戒以不可行此又言亦不可攻

若攻其熱則寒其胃陽亦必作噦矣所以然

者客熱雖除胃亦虛冷故也以其人本來胃

虛故攻其熱必噦噦即乾嘔也

方有執曰攻熱皆寒藥故知必噦胃中虛以

不能食言此亦戒謹之意

林瀾曰陽明讝語潮熱不能食者可攻由燥

原在內也乃亦有胃中虛冷不能食者殆詳

別之未可便以不能食為實證也若誤攻之

熱去噦作昳然則安得以陽明為宜下哉

陳修園曰陽明病雖以胃家為大綱而治者

當刻刻於虛寒上著眼

章楠曰不能食者胃中虛冷誤攻其熱必傷

其陽至於必噦噦者近世名呃逆或空嘔亦

名噦此呃逆為輕皆由其人本元內虛故也

若胃中虛冷不能食者飲水則噦如不噦則

非虛寒其不能食別有所因矣

舒詔曰此條虛寒之證法當溫補兼行方中

一百
五五

宜加參苓茋术若單用四逆湯千法尚欠

柯琴曰初受病便不能食知其人本来胃虛

與中有燥屎而反不能食者有別此噦為胃

病病深者其聲噦矣

成無已曰觀此噦為胃疾可知矣大抵發下

後胃氣虛氣因逆而以成噦

此條傷寒論輯義第二百零四條

脉浮而遲表熱裡寒下利清穀者四逆湯主之。此條金鑑分作二條（宗路玉未合為一條）

若胃中虛冷不能食者飲水則噦

金鑑曰陽明病脉浮而遲浮主表熱遲主裡

寒今其證下利清穀則為裡寒太甚涩當温

之宜四逆湯主之若其人胃中虛中冷不能
食者雖不攻其熱飲水則噦蓋以胃既虛冷
復得水寒故噦也宜理中湯加丁香吳茱萸
而降之可也

汪琥曰陽明經病脈當從長今脈但浮此在
表之熱凝也臍病脈當從數今脈過遲此在
裡之寒甚也故見下利清穀其所利之穀食
色不變氣不臭即完穀不化也此裡寒已極
故與四逆湯也若胃中虛冷不能食飲水則
水寒相搏氣逆而亦為噦矣法當大溫
尤在涇曰脈遲為寒而病係陽明則脈不沉

痛脉沉遲者便加人參此脉遲而利穀且不

為重惡熱下利脉微弱者便用人參汗後身

表為虛熱裡有真寒矣仲景凡治虛匯以裡

浮為表虛遲為藏寒未經妄下而利清穀是

柯琴曰脉浮為在表遲為在藏浮中見遲是

也

禁冷設與之水水與寒搏必發為噦噦逆呃

且冷不能納穀者土氣無權必不能勝水而

得主之而陽明土也土惡水而喜温若胃虛

則其表反熱也四逆湯為復陽散寒之剂故

而浮也寒中於裡故下利清穀而陽為陰迫

煩不欬中氣大虛元氣已脫但溫不補何以
救逆乎觀茯苓四逆之煩躁且以人參況通
脉四逆豈得無參是必因本方之脫落而成
之耳

此是傷寒證然脉浮表熱亦是病發於陽也
所云漏底傷寒也必其人胃氣本虛寒邪得
以直入脾胃不枳太少二陽故無口苦咽干
頭眩項強痛之表證然全賴此表熱尚可救

其裡寒 同上

又曰要知陽明病不能食者雖身熱惡熱而
不可攻其熱不能食便是胃中虛冷用寒以

徹表熱便是攻非指用承氣也傷寒治陽明
之法利在攻仲景治陽明之心全在未可攻
故諄諄以胃家虛實相告耳
喻昌曰表熱裡寒法當先救其裡太陽経中
下利不止身疼痛者巳用四逆湯不為過其
在陽明之表熱不當辜制更可知也此病此
前一條虛寒更甚故不但攻其熱必噦即飲
以水而亦噦矣前云能食者為中風不能
食者為中寒矣此上五條一云食難用飽一
云欲食似乎指中風為言一云中寒不能食
及後二條之不能食又明指中寒為言所以

後人拘執其說而悞為註釋此不知此五條
重輕與風寒症中之能食不能食辨胃氣之強
弱非辨外邪也故五症中惟水不勝穀氣脉
緊則愈一症為胃氣勝其四條俱是脉遲胃
冷反為水熱所勝之症夫傷寒之症皆熱症
也而其人胃中虛冷者又未可一例而推盖
胃既虛冷則水穀混然無別熱邪傳入光不
能遽變為實此胃不實則不可下而熱邪既
入搏蒸水穀之氣蘊崇為病即下之而水熱
不去徒令胃氣垂絕而作噦耳仲景一一挈
出而於後條下利清穀一症主之以溫胃更

水必噦可與以陰寒攻破之劑乎此雖有表
不能飲若胃中真實虛冷固不能食矣且飲
之虛冷不惟決于能食不能食且決于飲
欲醫于能食不能食辨胃之寒熱也且胃冷
之故以其人本屬胃冷而虛並非胃熱之實
作噦症穀氣將絕也仲景再明為胃中虛冷
攻之致胃陽愈陷而脫寒邪愈盛而冲蓋必
汗出等症之假熱便不可懼為胃實之熱而
魏荔彤曰陽明病至不能食即有手足濈然
至於傳訛耳
不待言惟合五條而總會其立言之意始不

症且不治表而治裡難有陽明假熱之症當

容不治真寒而治假熱乘所宜辯明而慎出

之者也

此修傷寒論輯義第二百卅二三條

四逆湯方見少陰篇

傷寒大吐大下之極虛復極汗出者以其人外

氣怫鬱復與之水以發其汗汗因得噦所以然者

胃中寒冷故也

金鑑曰傷寒大吐大下之後津液極虛其人

面赤表氣怫鬱渴欲引飲復與湯水以助發

其汗汗因得噦所以然者大吐下已虛其中又

發其汗陽從外亡故曰胃中虛冷故也宜以

吳茱萸湯溫中降逆可也

又曰胃主納下通地道若胃病失職則不下

輸大小腸不納而反出迤物出無聲謂之吐

聲並出謂之嘔嘔聲出無物謂之乾嘔乾嘔者

即噦迤以其有噦噦之聲名曰噦迤論中以

嘔為輕以噦為重蓋以胃有物物與氣並逆

所傷者輕胃中空窒惟氣上逆所傷者重故

迤噦與三陰證同見者為虛為寒與三陽證

同見者為實為熱虛寒者四逆理中吳茱萸

湯實熱者調胃大小承氣湯擇而用之勿謂

噦者胃敗不可下也論中云傷寒噦而腹滿

視其前後知何部不利利之則愈是也之世

有謂噦為呃逆吃逆噫氣者皆非也蓋噦之

聲氣自胃出於口而有噦噦之聲壯而迫急

也呃逆之聲氣自臍下衝上出口而作格兒

之聲散而不續也夫所謂呃逆者即論中乎

脈篇所謂噦噦結有聲也觀呃逆之

人與冷水即時作格噦則不然自可知也吃

逆噫氣者即今之所謂噯氣也因飽食太急

此時作噯而不食臭故名曰吃逆也因過食

傷食時作噯有食臭氣故名曰噫氣也噦噎

噦噫俱有聲無物雖均屬氣之上逆然不無

虛實寒熱輕重新久之別也甚至以噦逆為呃

逆者殊不知呃逆即今之喘嗽呃逆乃與呃

逆混而為一皆不考之過而得失利害係焉

不可以不辨乾嘔即噦噦逆即喘嗽詳在金

匱要略中

程應旄曰噦之一證有虛有實自胃冷得之

緣大吐大下後陰盛而陽無所附因見面赤

以不能得汗而外氣怫鬱迴醫以面赤為熱

氣怫鬱復與水而絷汗令大出殊不知陽從

外洩而胃氣水從內搏而邪格胃氣氣莢矣

安得不噦

汪琥曰傷寒既大吐大下之後已極虛矣復
極發其汗者何也以其人外氣怫鬱面上之
氣恰如外來之邪怫鬱於表也此係陽明胃
府虛極浮熱之氣上升於面醫人認以為邪
熱胃燥過極不得汗復與之水以助其汗因
而得噦

柯琴曰陽明居中或亡其津而為實或亡其
津而為虛皆得轉為陽明其傳為實者可下
其傳為虛者當溫矣此陽明中寒證
成無已曰大吐大下胃氣極虛復極發汗又

一
百
七五

亡陽氣外邪怫鬱於表則身熱醫與之水以

發其汗胃虛得水虛寒相搏則噦也吳茱萸

湯理中湯活人用橘皮乾薑湯半夏生薑湯

羌活附子湯

陳脩園曰此言傷寒以胃氣為本故特結胃

氣一條以終厥陰之義蓋汗吐下皆所以傷

胃氣故於此總發明之

此條輯義第三百八十六條淺註同

傷寒噦而腹滿視其前後知何部不利利之則

愈

、金鑑曰傷寒噦而不腹滿者為正虛吳茱萸

湯證也噦而腹滿者為邪氣實視其二便何
部不利利之則愈也

成無己曰噦而腹滿氣上而不下也視其前
後有不利者即利之以降其氣前部小便也
後部大便也

程知曰前部不利後人治以五苓後部不利
後人治以承氣是也

沈明宗曰邪傳於胃胃氣壅遏而氣相搏氣
逆上衝則為噦矣

張錫駒曰傷寒至噦非胃氣敗即胃中寒然
亦有裏實不通氣不得下洩反上逆而為噦

者當詳辨之

張璐曰上條為胃氣虛寒此條為胃中實熱

不可不辨虛寒者溫之四逆理中是也實熱

者利之承氣五苓是也

章楠曰噦者陰陽之氣格拒於中故而腹滿

視其前後便如有一部不利利之使陰陽升

降通調則愈然其虛實寒熱迥有不同必當

詳審其因而治之非以攻下為利也

此條傷寒論輯義第三百八十七

得病六七日脉遲浮弱惡風寒手足溫醫二三

下不能食而脅下滿痛面目及身黃頸項痛小

便難者與柴胡湯後必下重本渴而飲水嘔者

柴胡湯不中與也食穀者噦　金鑑立在少陽篇

金鑑曰食穀者噦四字衍文食穀嘔者有之

從無噦者

又曰得病六七日少陽入太陰之時也脈遲

太陰脈也浮弱太陽脈也惡風寒太陽證也

手足溫太陰證也醫不以柴胡桂枝湯解而

和之反二三下之表裡兩失矣今不能食脇

下滿痛雖似少陽之證而實非少陽也面目

及身發黃太陰之證巳具也頸項強則陽明

之邪未巳也小便難者數下奪津之候也此

陽明下篇

皆由醫之誤下以致表裡雜揉陰陽同病若

更以有少陽脅下滿痛之一證不必悉具而

又誤與柴胡湯則後必下重是使邪更進於

太陰也雖有渴證乃係數下奪津之渴其飲

水即嘔亦非少陽本惟之嘔緣誤下所致故

柴胡湯不中與也

程知曰前言柴胡證但見一證便是此更言

脅下滿痛亦有不宜柴胡者以為戒也

程郊倩曰以一渴證辨之前條之手足溫而

渴者熱在裡未經數下自能消水今本渴而

飲水則嘔知其渴為膈燥津亡之渴數下中

虚不能消水究於胃陽無波然則柴胡湯之

於少陽豈可云但見一證便是乎又豈可云

下之而柴胡證不罷者復與柴胡湯乎

方有執曰六七日經盡之時也麻蓬浮翕風

寒入裡而表未除也所以猶惡風寒也手足

温半入於裡而未可下也不能食而裡

傷也哂下淅痛邪摶少陽也面目及身黄土

受未竟而色外見也頸項強太陽陽明之證

猶在也小便難亡津液也後以大便言下重

者黄苓寒裡陰已虚而氣滯也本渴而飲水

嘔者水逆也柴胡不中與者以嘔由水逆非

少陽或為之證也食穀者噦言過飽則亦當

噦噫申明上文嘔非柴胡所宜之意

周揚俊曰正氣本虛者邪必內陷故躁六七

日而尚見逢浮弱也手足溫是巳入裡而外

證未罷醫乃二三下之使胃氣大虛似痞非

痞一身盡黃項強便難皆津液既耗之徵設

因脅下痛而更與柴胡則芩柴又屬苦寒俾

禁其不下重耶若本渴而不能飲水者亦是

胃中陽氣大傷懼與柴胡不但與水嘔即食

穀亦噦矣此當句兩段看均承下之句末而

本渴飲水者又一段

柯琴曰浮翁為桂枝脈惡風寒為桂枝症然
手足溫而身不熱脈遲為寒為無陽為在藏
是表裡虛寒迟溫當溫中散寒而反二三下
之胃陽喪亡不能食矣嗽則噦飲水則嘔
虛陽外走故故一身面目悉黃肺氣不化故小
便難而渴營血不足故頸項強少陽之樞機
無主故脅下滿痛此太陽中風誤下之壞病
非柴胡症矣柴胡症不欲食非不能食小便
不利非小便难硬不是滿痛或過下
是不能飲水喜嘔不是飲水而嘔與小柴胡
湯後尤下利者雖有參甘不禁柴苓栝蔞之

陽明下篇

一百
九五

寒也此條亦是柴胡疑似症而非柴胡壞症

前條似少陰而實少陽此條似少陽而實太

陽壞病得一症相似處大宜著眼

沈金鰲曰此太陽中風悞下之壞病非柴胡

症也故與柴胡湯而必下重猶是悞與之也

張璐曰此上下寒飲傳結也止宜五苓散解

利也

此條輯義第一百零四條太陽篇中

病人脉數數為熱當消穀引食而反吐者此以

發汗令陽氣微膈內虛脉乃數也數為客熱不

能消穀以胃中虛冷故吐也

金鑑曰病人脈數數為有熱則當消穀引食
今食而反吐者蓋以身熱脈數誤為表熱而
發其汗因使其人陽氣微膈氣虛也不知此
脈之數乃外邪客熱之數非胃中實熱之數
也其不能消穀食而反吐者乃胃中本虛冷
故耳

程知曰此言汗後脈數吐食當責胃之陽虛
也陽受氣於胸中發汗過多令陽氣微膈氣
虛客熱外越故脈數也客熱不能消穀而吐
者當責其胃之虛冷若因其數而投以清胃
之藥則左矣

程應旄曰見數脉而反吐者數為熱脉無力

則為虛脉膈虛陽客於上不能下溫故令胃

中虛冷熱為客熱為真寒完其根由發汗

令陽氣微然則陽氣之珍重何如而可誤汗

乎

周揚俊曰數脉為熱若引食吐則為虛熱其

所以然者以醫不辨虛實大汗亡陽膈內愈

愈愈則當疫遲脉又何為而反數盖因陽氣

雖虛而熱承未盡退也胃陽無餘又何能消

穀而不吐乎

柯琴曰前條未持脉眡病人又手冒心因發

汗而心血虛此因發汗而胃氣虛也與服桂

枝湯而吐者不同此因證論脈不是拘脈設

症未汗汗浮數是衛氣實汗後浮數是胃氣虛

故切居四診之末當因症而消息其虛實也

既微何得脈反數脈既數何得胃反冷此不

張璐曰凡脈陽盛則數陰盛則遲其人陽氣

可不求其故也盖脈之數由於誤用辛溫發

散而遺其寒胃之冷由於陽氣不足而生

其內寒也醫見其脈數反以寒初瀉其無過

必致上下之陽俱損其後脈從陰而變為弦

胃氣無變反胃也

傷寒從新　卷五　　陽明下篇　廿二

汪琥曰補亡論常器之云可與小半夏湯又

云宜小溫中湯

此條傷寒論輯義第一百三十條

陽明病發熱汗出此為熱越不能發黄也但頭

汗出身無汗劑頸而還小便不利渴引水漿者

此為瘀熱在裡身必發黄茵蔯蒿湯主之

金鑑曰陽明病發熱汗出者此為熱越小便

若利大便因鞕不能發黄也但頭汗出身無

汗是陽明之熱不得外越而上蒸也小便不

利濕蓄膀胱也渴飲水漿熱灼胃府也此為

濕熱瘀蓄在裡外薄肌膚故身必發黄也茵

蓯蒿湯主之者通利大小二便使濕熱從下

竅而出也

~方有執曰越散也頭汗瘀熱發黃註皆見太

陽篇中茵蔯逐濕瘀之黃梔子除胃家之熱

大黃推壅塞之瘀三物者苦以泄熱泄熱則

黃散矣

程應旄曰頭汗出身無汗劑頸而還足徵陽

熱之氣攢結於內而不得越故但上蒸於頭

頭為諸陽之首故也氣不下達故小便不利

府氣過燥故渴飲水漿瘀熱在裡指無汗言

無汗而小便利者屬寒無汗而小便不利者

屬濕熱兩邪交攻不能宣泄故盒而發黃解

熱除濕無如茵蔯梔子清上大黃滌下通身

之熱得泄又何黃之不散耶

振路玉曰瘀熱在裡而用茵蔯蒿湯與太陽

寒濕身黃如橘者同意然彼因腹微滿此因

渴飲水漿所以用大黃佐茵蔯驅熱利濕也

尤在涇曰熱越熱隨汗而外越也熱越則邪

不蓄而散發能發黃哉若但頭汗出而身無

汗劑頸而還則熱不得外達小便不利則熱

不得下泄而又渴飲水漿則其熱之蓄於內

者方熾而濕之引於外者無已濕與熱得瘀

謂衝脉盛為血海也、即是觀之衝為血室可
知矣傷寒之邪婦人則隨經而入男子由陽
明而傳以衝之脉與少陰之絡越于腎友子
邪感太陽隨經便得入衝之經並足陽明男
子陽明內熱方得而入此衝之得熱血必妄
行在男子則下血詁語在女子則月事適來
適斷皆以經氣所虛宮室不闢邪氣乘虛而
入針經曰邪氣不得其遒不能獨傷人者是
关
沈金鰲曰肝藏血腎生血心主血脾統血而
其源則滙于衝衝起腎下與膂貼近血之由

衝而出者即如由腎而生故曰腎生血言腎
所生以衝即在腎下也由是上行至脾脾之
為地寬廣故得而統之再上行至肝為營氣
凝聚之處一身之血皆歸焉故曰藏也心為
君主血脉皆宗而聽命故曰主此然則血室
之說成氏主衝柯氏主肝二說雖異其實則
同主衝者就其源頭處言主肝者就其藏聚
處言血必由源而出不有源則無根血必聚
處而藏不有聚則散漫無所收于此二處而
為血之室其旨同也假如脾而曰統統者屬
此不過為其所屬非根源處非藏聚處故不

得曰室即心為營血之主亦非根源處非聚

藏處故亦不得曰室迎兹故並錄二人之說

復為發明之閱者亦可知其言之皆是而無

背而讀古人書貴有融會貫通處者此類是

也若執一家言以為此是彼非則無論不能

尋究古人之書即入一身臟腑經絡先不得

明又何以治人之病矣

舒詔曰下血者乃大腸之血于血室無干何

為熱入血室但頭汗出者又于熱入血室無

干其太陽蓄血者其人如狂即讝語之類也

然血自下下者愈不當刺期門且下血讝語

一百六五

宜抵當湯主之

陽明病其人善忘者必有畜血所以然者本有
久瘀血故令善忘屎雖鞕大便反易其色必黑

此條傷寒論輯義第弍百廿五條

門于法總下合也吾不能曲為之解耳

者法當溫輕止泄以固其脫亦不得妄利期

便兼之魂汗出而下利氣虛陽脫細語呢喃

自止若為脾胃氣虛不能傳布之血下趨大

得下血若血讝語者血自下下者愈讝語必

二證不得相兼若胃實讝語者大便秘結不

金鑑曰經曰血併於下亂而喜忘喜忘者好

忘前言往事也今陽明病其人善忘者本有

久瘀之血與熱上併於心故令喜忘也畜血

之屎雖鞕然大便反易其色必黑蓋以血與

糟粕共併故反易而色黑也不用桃仁承氣

湯而用抵當湯大下之者以其人本有久瘀

之血故也

張志聰曰太陽畜血在膀胱故驗其小便之

利與不利陽明畜血在腸胃故驗其大便之

黑與不黑

振璐曰太陽熱結膀胱輕者如狂桃核承氣

湯重則發狂用抵當湯此陽明善忘之證本

羞減於如狂乃用抵當湯峻攻之者以陽明
多血陽明之血結則校太陽為難動故血按
大便色黑雖曰瘀血而邪熱燥結之色未嘗
不黑也但瘀血則粘黑如漆燥結則晦黑如
煤此為明辨也
鄭重光曰太陽熱結膀胱證輕者如狂重者
發狂如狂者血自下故用桃仁承氣湯因勢
而利導之發狂者血不下頃用抵當湯此條
喜忘羞減於狂乃用盪狂之重劑何也盖太
陽經少血陽明經多血所以宜用之
尤在涇曰喜忘即善忘蓄血者熱與血蓄於

血室也以衝任之脉並陽明之經而其人又

本有瘀血久留不去適與邪得即畜積而不

解也畜血之證其大便必鞕然雖鞕而其出

反易者熱結在血而不在糞也其色必黑者

血瘀久而色變黑也是宜入血破結之剂下

其瘀血血去則熱亦不留矣

方有執曰志傷則好忘然心之所之謂之志

志傷則心昏心昏則血溜所以知必有畜血

也大便反易血主滑利也黑血色也

程應旄曰太陽循經有畜血陽明無血證乃

有病而喜忘者其人素畜血而今熱湊之

也血畜於下則心竅易塞而識智昏故不讝

則狂「不狂則忘忘字包有妄字在內應酬問

答必失常也病屬陽明故屎鞕血與糞俱故

易而黑也

章楠曰標陽明病者必有潮熱自汗等證也

與之言隨即忘為善忘也以心主血脉血藉

氣行其血瘀結而氣不達於心故神憒善忘

因其久瘀在經脉而新血不得循序周流則

畜於腸胃大便鞕者邪熱也以有蓄血故反

易出而色黑於此足可徵矣此不涉於血室

故無讝語與熱結膀胱之有讝語者又不同

而同用抵當以下瘀血也

柯琴曰瘀血是病根喜忘是病情此陽明未

病前症前此不知今因陽明病而究其自也

屎硬為陽明病硬則大便當難而反易此病

機之變易易見矣原其故必有宿血以血主濡

此血久則黑火極反見水化也此以大便反

易之機固究其色之黑乃得其病之根因知

前此喜忘之病情耳承氣本陽明藥不用桃

仁承氣者以大便易不須芒硝無表症不得

用桂枝瘀血久無庸甘草非瘀虫水蛭不勝

其任也

一百
六六

雖脈浮數不可汗也若屎鞕可下之假令已

陽表陽明裡證也但發熱而無惡寒七八日

裡證者當下之義也此病人無表裡證是無太

金鑑曰此承上條言畜血喜忘熱結而無表

而下不止必協熱而便膿血也

七日不大便者有瘀血宜抵當湯若脈數不解

之假令已下脈數不解合熱則消穀善饑至六

病人無表裡證發熱七八日雖脈浮數者可下

此條傷寒論輯義第弍百四十三條

下氣有餘久之不以時上則善忘者

陳脩園曰熱有瘀於血分內經云上氣不足

下脈不浮而数不解是表熱去裡熱不去也

至六七日又不大便若不能消穀善饑是胃

實熱也以大承氣湯下之今既能消穀善饑

是胃和合熱非胃邪合熱故屎雖鞭色必黑

乃有瘀血熱結之不大便也宜用抵當湯下

之若脈数不解不大便鞭而軍利不止必有

久瘀協熱瘀化而便膿血也則不宜用抵當

湯下之矣

喻昌曰雖云無表裡證然發熱脈浮数表證

尚在此所以可下者以七八日為時既久而

發熱脈数則胃中熱熾津液盡亡勢不得不

用下法如大柴胡湯之類是也若下後脉數

不解可知果胃中熱熾其候當消穀善饑然

穀食既多則大便光多乃至六七日竟不大

便其證非氣結而為血結明已所以亦宜於

抵當湯也脉數不解而下利不止則不宜抵

當之峻攻但當消息以清其血分之熱邪若

血分之邪不除必協熱而便膿血也

周揚俊曰傷寒一書凡太陽表證不盡者仲

景戒不可攻今發熱七八日太陽表證也脉

浮數太陽表證也此仲景自言者也七八日

中亦當更衣陽明府證也此仲景言外者也

何云病人無表裡證乃至自為矛盾即必始
先發熱至七八日則熱勢巳殺且熱不為潮
七八日雖不更衣未嘗實滿則裡不為急故
日無表裡證然脉尚浮數仲景以為可下者
正以浮雖在外而數且屬府不一而兩解恐内
外之邪相持而不去此爾特以大柴胡議下
不亦可乎假令巳下浮脉雖去而數且不解
則知浮脉尚未去此乃乘下入裡而興數合
吴故曰合熱此合熱則消穀善饑勢所必至
然食多則大便亦多乃復至六七日不大便
者巳非氣結而血結明矣然血為陰類反致

陽明下篇

合熱善饑六七日不大便、則因血結而氣亦

傷雖無如狂發狂之證、校之陽明瘀血屎雖

鞕大便反易者相去或殊、故亦宜於抵當之

峻攻迅假令下後脉數不解其熱勢深入血

分、終未盡泄、則下利不止者不至復便膿血

不已也、

程應旄曰陽明一經不繫府邪母論寒證不

可下、即熱證亦不可下、今之醫者不然不論

病人表證不罷裡症未全、但見發熱七八日

雖脉浮數者以爲可下之矣不知發熱脉浮

邪渾在表豈可計日妄下、故一下而變證各

欝不解則必蒸鬱為黃臭茵蔯蒿湯苦寒通

泄使病從小便出也

柯琴曰陽明多汗此為裏實表虛反無汗是

表裏俱實矣表實則發黃裏實故腹滿但頭

汗出小便不利與麻黃連翹證同然彼扁太

陽因誤下而表邪未散熱雖裏而未深故口

不渴腹不滿仍當汗解以屬陽明未經汗下

而津液已亡故腹滿小便不利渴欲飲水以

瘀熱在裏非汗吐所宜矣身無汗小便不利

不得用白虎瘀熱發黃內無津液不得用五

苓故製茵陳湯以佐梔子承氣之所不及也

傷寒從新　卷三　陽明下篇

一百一六

又曰但頭汗則身黃而面目不黃若中風不

得汗則一身及面目悉黃是津液所生病

汪昂曰熱外越而表不黃濕下滲而裡不傳

今小便既不利身又無汗故黃而為黃、

此條傷寒論輯義第二百四十二條

、陽明病面合赤色不可攻之攻之必發熱色黃、

、小便不利也

、金鑑曰陽明經病面合赤色是熱邪猶怫鬱

在經尚未入裡而成實也故雖不大便不可

攻之若攻之則怫鬱在經之邪不解必令發

熱色黃若其人裡燥小便利則同燥化當不

發黃而必大便鞕矣

方有執曰合應也赤熱色也胃熱上行面應

赤色攻之則亡津液故發熱色黃因小便不

利也

程知曰言熱在陽明之經不可攻也熱在於

經陽氣怫鬱在表也攻之則經中之熱未得

表散光發熱色黃因小便不利也

程應旄曰熱怚於肌膚之間故發熱而小便

為之不利鬱而成黃也

張路玉曰下虛之人纔感外邪則挾虛火而

面色通紅在太陽時即不可妄用發汗況在

陽明可妄下乗總由真陽素虛無根之火隨

表藥之性上升即咽干煩躁足冷隨裡藥之

性下降則發熱色黃小便不利此

舒詔曰面赤邪熱怫欝於上故不可攻必發

熱色黃小便不利者乃可用茵陳蒿湯之類

攻之也

柯琴曰面色正赤者陽氣怫欝在表當以汗

解而反下之熱不得越故復發熱而赤轉為

黃也下條因于火逆此條因于妄下下條以

小便不利而發黃此條先黃而小便不利總

因津液枯涸不能通調水道而然須梔子黃

柏溦化源而致津液非滲洩之劑所宜吳黃

未發宜梔子豉湯巴黃宜梔子柏皮湯仲景

治太陽發黃有二法但頭汗出小便不利者

麻黃連翹湯汗之少腹硬小便自利者抵當

湯下之治陽明發黃二法但頭汗小便不利

腹滿者茵蔯大黃以下之身熱發黃䑛誤治

而致者梔子柏皮以清之總不用滲洩之劑

要知仲景治陽明重在存津液不欲利小便

惟恐胃中燥耳所謂治病必求其本

此條傷寒論輯義第二百十五條

陽明病被火額上微汗出小便不利者必發黃

金鑑曰陽明病無汗不以葛根湯發其汗而
以火劫取汗致熱盛津乾引飲水傳為熱上
蒸故額上微汗出而周身反不得汗也若小
便利則從燥化必煩渴宜白虎湯小便不利
則從濕化必發黃宜茵陳蒿湯
喻昌曰陽明病濕得熱瘀而煩渴有加勢必
發黃然汗出熱從外越則黃可免小便多熱
從下洩則黃可免若誤攻之其熱邪愈陷津
液愈傷而汗與小便愈不可得矣誤火之則
熱邪愈熾津液上奔額雖微汗而周身之汗
與小便愈不可得矣發黃之變安能免乎

、知曰太陽發黃、由寒鬱濕、濕不得解陽明

病發黃由濕鬱熱熱不得越故宜分經論治

、尤在涇曰邪入陽明寒已變熱若更被火則

邪不得去而熱反內增矣且無汗則熱不外

越小便不利則熱不下泄蘊蓄不解集於心

下而聚於脾間必惡熱為懊憹不發睏以濕

應與熱相合勢必蒸鬱為黃矣額上雖微汗

被火氣劫從發炎上之化此豈能齊其火邪哉

成無已曰此由內本有熱而被火致黃此、

張路玉曰此發黃與前穀癉本同一證彼因

眽遲胃冷而得則與固瘕及噦同源異派

一百
三六

柯琴曰陽明無表證不當發汗況以火却乎

額為心部額上微汗心液竭矣心虚腎亦虚

故小便不利而發黃非梔子柏皮湯何以挽

津液于涸竭之餘耶

此條傷寒論輯義第弍百零九條

陽明病無汗小便不利心中懊憹者身必發黃、

金鑑曰陽明病無汗以熱無從外越迆小便

不利濕不能下泄迆心中懊憹濕瘀熱欝於

裡迆故身必發黃宜麻黃連軺赤小豆湯外

發內利可迆若經汗吐下後或小便利而心

中懊憹者乃熱欝迆非濕瘀迆便鞕者宜調

胃承氣湯下之、便鞕者宜梔子豉湯涌之、可
也

方有執曰無汗小便不利則濕停懊憹濕停
熱鬱所以知必發黃也

張璐曰外不得汗下不得溺而濕熱鬱於胸
中不得泄勢必蒸身為黃也

成無已曰此由陽明熱盛致發黃者也

韓祗和曰無汗不得越矣小便不利熱不
得降矣故雖未經汗下而心中懊憹也無汗
小便不利黃之原也懊憹黃之兆也然與梔
子栢皮自解不可用茵陳也

程應旄曰熱不越則濕停濕者水氣也水得

熱而乘心故心中懊憹土鬱不宣足徵矣身

光發黃

柯琴曰陽明病法多汗反無汗則熱不得越

小便不利則熱不得降心液不支故雖未經

汗下而心中懊憹也無汗小便不利是發黃

之原心中懊憹是發黃之兆然口不渴腹不

滿非茵陳湯所宜與梔子柏皮湯黃自解矣

舒詔曰胃中得熱素盛者光熱從汗泄濕由

便潟則發黃之患可免今汗與小便俱不可

得内外閉錮鬱蒸無狀心中故不聊奈而生

懊憹其發黃可必也

此條傷寒論辨義第弍百零八條

陽明病下血讝語者此為熱入血室但頭汗出

者刺期門隨其實而瀉之讝然汗出則愈

金鑑曰婦人病傷寒經血適至則有熱入血

室之證宜刺期門男子病傷寒有下血讝語

者亦為熱入血室也若熱隨血去必通身汗

出而解矣若血已止其熱不去蓄於陽明不

得外越而上蒸但頭汗出而不解者亦當刺

期門隨其實而瀉之則亦必通身讝然汗出

而愈也

方有執曰血室題汗期門註皆見太陽篇中

陽明之脈其直者從缺盆下乳內廉下俠臍

入氣衝中血室之脈起於氣衝上行至胸中

而散所以婦人經來熱入血室則似結胸而

讝語從陽明裡也男子下血熱入血室但頭

汗出亦讝語從陽明外也故並宜剌期門

程應旄曰下血則經脈空虛熱得乘虛而入

血室讝語以血室雖衝脈所屬而心經寶血

室之主宮被熱擾故心神不清也但頭汗出

者血下奪則無汗熱上擾則汗蒸也剌期門

者熱入陰分寶在陰隨其寶而瀉之則榮氣

和而心氣下通故溦然汗出而解

柯琴曰血室肝也肝為藏血之臟故稱血室
女以血用事故下血之病最多若男子非損
傷則無下血之病惟陽明主血所生病其經
多血多氣行身之前隣于衝任陽明熱盛侵
及血室血不藏溢出前陰故男女俱有是
譫血病則魂無所歸心神無主譫語必茇要
知此非胃實因熱入血室而肝實也肝熱心
亦熱熱傷心氣既不能主血亦不能作汗但
頭有汗而不能遍身此非汗吐下法可愈矣
必刺肝之募引血上偁經絡推陳致新便熱

血室若下血而無譫語其熱止在陽明亦可

於心故而譫語血從大便而下故知其熱入

會合故陽明承邪熱得以流入血室其脈上通

章楠曰衝脈為血室肝所主而與陽明經脈

由膀胱其源各別而皆出自前陰

內異道而外同門精道由腎血道由肝水道

出于子戶與尿道不同門男婦精血溺三物

從肛門而下者謂之便血膿血蓋是熱女子經血

矣撥蓄血便膿血總是熱入血室入于腸胃

有所依自然汗出週身血不妄行譫語自止

有所淺則肝得所藏心得所主魂有所歸神

隨血而去也以邪入血室故當刺期門從肝
募而泄其熱也

朱震亨曰血室肝也肝之熱者先移其熱于
心遂令心氣受傷既不能主血亦不能作汗
故但頭有汗而不能遍身也

劉完素曰熱入血室或陽明被火及水結胸
皆但頭汗出俱是熱鬱於內而不得越者也

此數者或吐或下皆欲除其熱也

張路玉曰婦人經水適來適斷則邪熱乘之
而入於血室男子陽明經下血而讝語者亦
為熱入血室總是邪熱乘虛而入也當見大

吐血後得食感寒發熱至夜讝語者亦以熱
入血室治之而愈明理論曰衝是血室婦人
則隨經而入男子由陽明而入也
成無已曰此熱入血室蓋言男子不止謂婦
人也血室者可停止也處血室者榮血傳止之
所經脉留會之處即衝脉逆起于腎下出于
氣街並足陽明經挾臍上行至胸中而散為
十二經脉之海王冰曰衝為血海言諸經之
血朝會於此男子則運行生精女子則上為
乳計下為月水內經日任脉通衝脉盛月事
以時下者是也王冰又日陰胻精海滿而去血

必傷陰絡故傷不大便者必有畜血熱利不

症推源此條憑脉辨症表裡熱極陽賊陰虚

猶然不便可知合熱協熱内外熱迫前條據

句故脉雖浮數有可下之理觀下後六七日

為無裡症非無熱迫七八日下當有不大便

柯琴曰不頭痛惡寒為無表症不煩燥嘔渴

侵陰分迫下焦搏濕而成協熱便膿血之證

血抵當渴之證若脉數不解而下利不止熱

七日不大便熱俯腸胃迫中焦結燥而成者

熱勢必傳為膈消而成消渴善饑之證若六

出脉數不齊則是表熱與膈熱相合上焦被

止必大便膿血矣宜黃連阿膠湯主之上條

大便反易知瘀血久留是驗之于巳形此條

仍大便知瘀血巳結是料之于未形六經惟

太陽陽明有畜血症以二經多血故也故脈

症異而治則同太陽協熱利有虛有熱陽明

則熱而不蚤少陰便膿血屬于虛陽明則熱

數為虛熱不能消穀消穀善饑此為實熱矣

張璐曰病雖七八日尚發熱脈數仍屬太陽

表證因誤下引邪內入所以脈數不解內外

合邪而見消穀善饑報入既多反至六七日

不大便且不煩渴是知其證非熱結在胃乃

熱結在血以其表證誤下尚兼太陽隨經之

熱未盡故以抵當為至當也若脉數不解而

下利不止又當隨其下血與不下血而異治

之尚血分之熱邪不除必協熱而便膿血也

仲景立法之至聖斷無脉浮發熱表證表脉

而教人可下之理尚論以為七八日為時既

久勢不得不用下法殊覺昧昧

此條傷寒論輯義第式百六十三條

太陽病寸緩關浮尺弱其人發熱汗出復惡寒

不嘔但心下痞者此以醫下之也如其未下者

病人不惡寒而渴。此轉屬陽明也。小便數者大

陽明下篇

便必鞕不更衣十日無所苦此渴欲飲水少少
與之。但以法救之渴者五苓散

金鑑曰但以法救之五字當是若小便不利
方與上文小便數下文渴者之義相合此條
病勢不急救之之文殊覽無謂必有遺誤王
三陽亦云此處五苓散難用不然經文渴者
之下當有闕文也

又曰太陽病脉浮緩而弱中風脉此不嘔則
裡氣和緩何而有心下痞證此必以醫下之
故此如其不經醫下邪熱自傳於裡病人不
惡寒而渴者此邪去太陽已轉屬陽明此若

小便數者大便必鞕然使不更衣十餘日而

無或滿或痛之苦是仍屬虛燥不實之鞕不

可議俟之可也如或渴欲飲水光是胃中乾

燥當少少與之以滋其胃可耳其或小便不

利而渴者是又為水停不化宜五苓散以導

其所傅之水矣蓋病在膀胱故仍治太陽而

不治陽明也

張兼善曰十日不更衣而不用攻伐何也曰

此非結熱雖不大便而無潮熱譫語可下之

證當須審慎勿以日數久而輒為攻下也

喻昌曰寸緩關浮尺弱發熱汗出惡寒純是

太陽中風未罷之證設不誤下何得心下痞

結耶如不誤下而太陽證必漸傳經乃至不

惡寒而渴邪入陽明審矣然陽明津液既偏

滲於小便則大腸失其潤而大便鞕與腸中

熱結自是不同所以旬日不更衣無所苦也

法耶蓋此正是仲景不須用藥處俟其陰陽

汪琥曰小便數大便鞕仲景論中何以無治

自和則小便漸少大便必自出也

俞昌又曰五苓利水者也其能止渴而救津

液者何也蓋胃中邪熱既隨小水而滲下則

利其小水而邪熱自消矣邪熱消則津回而

渴止、大便且自行矣正內經通因通用之法
迅熱病例中、汗出多而渴者不宜用猪苓湯
重驅津液、此叚仍有汗仍渴但汗出不至於
多、而渴亦因熱熾其津液方去欲耗未耗之
界故與水而用五苓為合法迅今世之用五
苓者、但知水氣偏注於大腸用之利水而止
泄至於津液偏滲於小便用之消熱而回津
舒詔曰、此條首叚可與桂枝湯逆轉屬陽明
者則罕故詳及之
可與白虎湯加人參不煩愈氣者以其胃尚
未實迅至十日不更衣無所苦也可以勿藥

候其津回渴止大便亦自行矣但末句渴者
宜五苓散有慎應是小便不利對小便數者
言何必五苓散原為小便不利者設在太陽
早已示禁矣津液之在陽明尤為緊要上條
云汗出多而渴者不可與猪苓湯以未見小
便不利故不可復利其小便此加以小便數
豈不重犯所禁乎是必小便不利方可用五
苓散

柯琴曰此病機在渴以桂枝脉症而兼渴其
人津液素虧可知小便數則非消渴矣以此
知大便雖鞭是津液不足不是胃家有餘即

十日不便而無痞滿硬痛之苦不得為承氣

證飲水利水是胃家實而脈弱之正治也不

用猪苓湯用五苓散者以表熱未除故耳此

為太陽陽明之併病餘義見五苓散證中

徐大楷曰寸緩關浮尺弱皆為亡陰象也隨症

施治不執一端如其渴不止五苓散亦一法

也

程應旄曰凡不更衣見有表證表脈便能消

潤水穀不致成實故曰數雖多總無讝語潮

熱等胃實證可作徵聽也

此條傷寒論辨義第弍百五十條

新安孤本醫籍叢刊·第一輯

病人煩熱汗出則解又如瘧狀日晡所發熱者

屬陽明也脈實者宜下之脈浮虛者宜發汗下

之與承氣湯發汗宜桂枝湯

金鑑曰病人謂病太陽經中風傷寒之人也

太陽病煩熱汗出則應解矣今又寒熱如瘧

狀每至日晡所即發潮熱日晡者乃申酉陽

明旺時故曰屬陽明也證雖如此當審其果

盡歸陽明抑或尚兼太陽也故又當以脈

辨之若脈實者邪已入裡則汗出潮熱為陽

明下證宜與大承氣湯下之若脈浮虛者尚

在表則寒熱如瘧仍屬太陽當汗之證也宜

與桂枝湯汗之

程知曰病人得汗後煩熱前太陽之邪將盡

未盡其人復如瘧狀日晡時發熱則邪入陽

明審矣然雖巳入陽明尚恐未離太陽故必

重辨其脉脉實者可下若脉浮虛者仍是陽

明兼太陽便宜汗而不宜下也

徐大椿曰日晡發熱則為陽明之潮熱而非

瘧矣一證而治法迥別全以脉為憑此亦從

脉而不從症之法

張蓋仙曰既據日晡發熱斷為陽明即當用

大承氣湯下之再言脉實不過審慎之意乃

又以脉浮虛為邪在太陽而用桂枝湯然則

日晡發熱又無巳吾甚不辭其傳之非其真

即

喻昌曰發汗宜桂枝湯宜字最妙只宜用桂

枝和營衛以盡陽明兼帶之邪斷不可用麻

黃湯矣

章楠曰邪正相爭則煩熱正勝邪卻則汗出

而解乃又如瘧狀而畟寒熱其熱發於日晡

陽明經氣旺時此榮衛之邪未淨而兼及陽

明迎當辭其脉而分治法矣若脉實者陽明

邪盛而使榮衛不和盖脾胃為榮衛之源也

故發熱在日晡、同於潮熱之府證、則宜下之

裡氣通而表亦和矣、若脈浮遲者、邪在榮衛

故如瘧狀、以略兼陽明、而日晡發熱故宜桂

枝湯調營衛以發汗、則邪解也、其言脈實宜

下者既有如瘧之表證、亦只可調胃承氣而用也

而下之故止言承氣之法、要人酌宜而用也

此條傷寒論辨義第弍百四十六條

陽明病心下鞭滿者、不可攻之、攻之利遂不止

者死、利止者愈

金鑑曰、此申上條痞鞭不更衣十日無所苦

誤攻之變也、陽明病非胃家實而心下鞭滿

者不可攻之若攻之其人利不止者則正脫

而死其人利自止者邪退則猶可愈也

汪琥曰或問結胸證同是心下鞕滿又屬可

下何此蓋結胸證心下鞕滿而痛者為胃中

實故可下此證不痛當是痞滿與半夏瀉心

湯之心下痞鞕略同故云不可攻也

喻昌曰心下鞕滿邪聚陽明之膈正兼太陽

也故不可攻之利不止則邪氣未盡正氣

先脫故主死也利止則邪氣去而真氣猶存

故自愈也

柯琴曰陽明證具而心下鞕有可攻之理矣

然鞕而尚未滿是熱邪散漫胃中尚未乾也

妄攻其熱熱去寒起移寒于脾實反成痞故

利遂不止也若利能自止是其人之胃不虛

而脾家實腐穢去盡而邪不留故愈下條熱

既屬藏利于急攻所以存津液也此條熱邪

初熾禁其妄攻所以保中氣也要知腹滿已

是太陰一班陽明太陰配偶胃實則太陰槫

屬陽明胃實則陽明槫屬于太陰矣此仲景

大有分寸處診者大宜著眼

程應旄曰陽明入裡不但軀殼間肌肉層分

而高下部胸腹署列今心下鞕滿者邪聚陽

陽明下篇

一百十七

明之膈膈部三陽均得而主之者也況人身
陽氣盈數各有分膈實者腹必虛氣從虛
閉所見陽明假實證攻之是為重虛闌防盡
微必至漏底而死其止而愈者則以下闌之
徼幸得閉善治者不當以一死博此徼倖
矣

此條傷寒論輯義第弐百十四條

脉浮而大心下反鞭有熱屬藏者攻之不令發
汗屬府者不令溲數溲數則大便鞭汗多則熱
愈汗多則便難脉遲尚未可攻

金鑑曰屬藏謂屬裡也屬府謂屬表也溲謂

小便也脉浮而大太陽陽明脉也浮屬表大

屬裡今太陽脉浮之表未解而心下反鞕陽

明之裡又急權乎汗下可也設裡有熱實攻

之無疑不須先汗以解外也如無熱實而有

脉浮之表不但不令攻之即小便不利亦不

令利小便仍當解外也蓋恐漫數汗多亡其

津液致大便鞕則熱愈實也若汗少兩遲即

有便鞕裡尚未實亦未可攻也

王肯堂曰論言脉浮反鞕汗反下之為逆此

以心下鞕有熱知邪傳入裡故舍脉而從證

也大便則許攻之小便則不許利何也曰攻

陽明下編

大便則內熱除利小便則津液傷也

林瀾曰心下鞕與腹鞕滿不同腹鞕邪已結

聚成實此但在心下自與非下不可者異矣

府與藏對舉而言之一為入裡一猶偏表之

義也

柯琴曰此治陽明之大法也陽明主津液所

生病津液乾則胃家實矣津液致乾之道有

二汗多則傷上焦之液溺多則傷下焦之液

一有所傷則大便鞕而難出故禁汗與漫夫

脈之浮而緊浮而緩浮而數浮而遲者皆不

可攻而可汗此浮而大反不可汗而可攻者

以為此陽明三日之脈當知大為病進不可
拘浮為在表也心下者胃口也心下鞕巳見
胃實之一班以表脈不當見裡證故曰反鞕
耳有熱屬藏是指心肺有熱不是竟指胃實
攻之是攻其熱非攻其實即與黃芩湯微其
熱之義也不令者禁止之辭便見瀉心之意
上焦得通津液自下胃氣因和耳屬府指膀
胱亦不指胃膀胱熱故溲數不令處亦見當
滋陰之義矣屬府是陪説本條重在藏熱汗
多句直接發汗句來蓋汗為心液汗出是有
熱屬藏之徵也所以不令發汗者何蓋汗多

津液亡而火就燥則愈熱而大便難即汗出

少亦未晚便鞕而難出故利於急攻耳仲景

治陽明不患在胃家實而患在藏有熱故急

於攻熱而緩以下其實禁汗與溲所以存其

津正以和其實耳然證有虛實脉有真假假

令脉遲便非藏實是浮大皆為虛脉矣仲景

者為妄攻其熱者禁也其慎密如此

周揚俊曰浮為太陽大本陽明脉浮而大證

兼表裡即欲議下要不過大柴胡也乃仲景

特出此句正發明心下鞕一證有無熱屬藏

急攻反有不可汗之戒何哉正因鞕在心下

則其燥屎已不在胃而逆攻於脾矣熱勢力上

乘津液遂涸將有土裂木稿之懼尚可泥於

表有未盡耶況熱氣騰灼亦足以蒸腑外浮

要非表道初病麻浮之比若復汗之不使胃

家之液立盡而危殆乎邪入陽明府者與膀

胱無與假使與以五苓是令溲數矣小腸津

液外滲大便燥結愈甚然以法救者何以與

五苓耶彼因過欲飲水知其熱兼膀胱故利

膀胱之熱即所以清胃也若此條入府禁利

小便者不但有移熱膀胱之慮設利小便反

足以困胃也正與陽明汗多禁利小便者同

一百
一七

意至云汗多則熱愈汗少則便難者是又推

原始先在經未汗以致入府之故耳非有他

意也假令脈遲則所結未定未可遽攻其間

叮嚀無巳之意

此條傷寒論輯義

太陽病三日發汗不解蒸蒸發熱者屬胃也調

胃承氣湯主之 金鑑立在太陽篇

金鑑曰太陽病三日發汗後熱不解若仍陣

陣發熱有汗而不解者是太陽表證未罷也

則當以桂枝湯和之今蒸蒸發熱有汗而不

解者乃屬陽明裡證不和也故用調胃承氣

湯

程應旄曰太陽病三日經期尚未深也何以
發汗不解便屬胃也盖以胃燥素盛故徹表
證雖罷而汗出煩熱仍不解也第徹其熱如炊
籠蒸蒸而盛則知其汗必連綿濈濈而來此
即大便巳鞕之徵故曰屬胃也熱雖聚於胃
而未見潮熱譫語等證主以調胃承氣湯者
於下法內從乎中治以其為日未深故也
汪琥曰言太陽病不可拘以日數但見屬胃
之證即可下也病方三日曾經汗矣其熱自
內騰達於外非表邪不解乃太陽之邪轉屬

於胃熱不能解也

柯琴曰病經三日巳經發汗陽氣得淺則熱
勢當解而內熱反熾與中風翕翕發熱不同
必其人胃家素實日發汗亡津液而轉屬陽
明迅三日正陽明發汗之期此太陽症巳罷
雖熱未解而頭不痛項不強不惡寒反惡熱
可知熱巳入胃便和其胃調胃之名以此日
數不必拘要在脈證上講求
徐大椿曰外邪巳解內熱未清也
尤在涇曰發汗不解邪不外散而欲內傳為
太陽而之陽明之候也蒸蒸發熱者熱聚於

內而氣蒸於外與太陽邪鬱於外而熱盛於

表者不同故彼宜外解此宜清裡也然無燥

實等證則所以治之者宜緩而不宜急矣調

胃者調其胃氣返于中和不使熱盛實氣而

劫奪津氣也

張路玉曰本太陽中風誤用麻黃發汗汗出

過多反傷胃中津液所以不解熱邪乘虛內

入而為裡熱之證也蒸蒸者熱勢自內騰達

於外也惟熱在胃故用承氣以調其胃調

則病渙然除矣

此條傷寒論輯義第弍百五十四條

陽明下篇

調胃承氣湯方

大黃四兩酒洗　　甘草二兩　　芒消半斤

右三味以水三升煮取一升去滓內芒消更
上火微煮令沸少少溫服之

金鑑曰方名調胃承氣者有調和胃氣之義
非若大小承氣專攻下也經曰熱淫於內治
以醎寒火淫於內治以苦寒君大黃之苦寒
臣芒消之醎寒二味並舉攻熱瀉火之力備
矣恐其速下故佐甘草之緩之恐其過下故
少少溫服之其意在不峻而和也
徐大椿曰枳芒硝善解結熱之邪大承氣用

之解巳結之熱邪此方用之以解將結之熱

邪其能調胃則全賴甘草也

柯琴曰亢則害承乃制承氣所由名也不用

枳朴而任甘草是調胃之義胃調則諸氣皆

順故亦以承氣名之此方專為燥屎而設故

芒硝分兩多于大承氣前輩見條中無燥屎

字便云未燥聖者用之是未審之耳

又曰此治太陽陽明併病之和劑也因其人

平素胃氣有餘故太陽病三日其經未盡即

欲再作太陽經發汗而外熱未解此外之不

解由於裡之不通故太陽之頭項強痛雖未

除而陽明之欝熱不惡寒已外見此不得敎
太陽禁下之一說坐視津液之枯燥也少與
此劑以調之但得胃氣一和必自汗而解是
與鎖足陽明同義而用法則有在經在府之
別矣不用氣藥而亦名承氣者調胃即所以
承氣也經曰平人胃滿則腸虛腸滿則胃虛
更虛更實故氣得上下令氣之不承由胃家
之熱實必用硝黃以濡胃家之糟粕而氣得
以下同生甘草以生胃家之津液而氣得以
上推陳之中便寓致新之義一攻一補調胃
之法備矣胃調則諸氣皆順故亦得以承氣

名之因病不在氣分故不用氣藥耳古人用
藥分兩有輕有重煎法有度粗工不審其立
意故有三一承氣之說豈知此方全有服法
之妙少少服之是不取其勢之銳而欲其味
之留中以濡潤胃府而存津液迨所云太陽
病未罷者不可下又與若欲下之宜調胃承
湯合觀之治兩陽併病之義始明矣白虎加
人參是於清火中益氣調胃用甘草是於攻
實中慮虛
周揚俊曰黃硝中反加甘草一味若無欲於
去之速者何謂此彼太陽經最在外其不及

再循一經而即入陽明府者總由胃弱故邪

入陽胃薪可久俟乎又可峻攻乎故取甘

草以維持中氣若曰胃不和者以此調之足

矣非議下也

舒詔曰調胃者調和胃氣也大黃用酒浸緣

酒性上升大黃得之則緩于下矣若不爾乃

隨急性之芒硝一直達下而無戀高生津之

用向為調胃耶大承氣之大黃用酒洗盖洗

輕于浸是微升其下走之性總因芒硝性急

恐其直過未得與邪相當耳而大黃又生用

于小承氣者以無芒硝勢緩耳大黃再窐正

如欲用其勇反擊其時寧有濟乎

之曰承氣者承領一歲未亡之陰氣也大實

大滿法當急下者則用大承氣精輕則宜調

胃而小承氣之法但心下痞微煩而無實滿

故不宜芒硝校輕調胃又可知矣

章楠曰萬物土中生萬物盡歸土故脾胃以

生化轉輸為用而實由水火之計降也水火

為陰陽之質陰陽為水火之氣腎為水藏而

火根於中宦竅於二陰故二便之開闔腎所

司也開闔不調則使輸化失度輸化失度亦

使開闔不調既互相為因亦互相為病故曰

腎者胃之關也邪入胃腑土不輸化若陰寒
則土溢而開關下利若陽熱則土燥而關閉
秘結故土溢用真武等法真武者鎮水寒以
崇土則陽氣上升而下利自止然有熱邪
而下利者又非土溢之謂更有虛寒而燥秘
者仲景名為陰結尤當詳辨如其實熱土燥
者用三承氣湯承氣者破陽結以泄濁則陰
氣上承而大便自通也若止中焦壅閉則用
小承氣大黃生用欲其速下也若連下燥急
难開通不特用芒硝潤下而大黃用酒洗欲
其緩攻也若調胃承氣不犒佐甘艸之守中

而大黃用酒浸更欲其緩行以泄中焦無形
之熱非破有形之結者故曰調胃蓋以酒性
升緩故此若夫心為火藏而水根於中故心
火靜則天一之水自生也其瀉心湯五方用
大黃者有二導離火以交坎也以瀉心為主
胃為主故皆用大黃各取其義以名湯本乎
故皆用黃連承氣湯承陰氣以和陽也以通
陰陽水火生化之理也
王海藏曰大黃宜酒浸蓋邪氣居高非酒不
到譬如物在高巔人跡所不及光射而取之
故用酒浸引上若生用苦洩峻下則遺高分

陽明下篇

之邪熱所以愈後或目赤或喉閉或頭腫痛

上反生熱症用甘草甘以緩之用芒硝辛以

潤之醎以軟之

費伯雄曰此治在中下焦之正法此註中惡

熱口渴腹滿中焦燥實數語最宜着眼可見

病在脾胃全與工焦無涉岩雜入積朴以杷

上則下焦之濁氣沱隨感而上反致嘔逆者

有之矣去積朴加甘艸使之專入脾胃而又

緩芒硝善走之烈謹慎周詳毫髮無憾

陳元犀曰調胃承氣湯可救誤服桂枝遺熱

之症太陽之陽威逞用之能泄肌熱以作汗

陽明證用之能調胃氣以解微結內臺方自

註云脉浮音三字大有意義

此方傷寒論輯義在三十一條此方當與

醫方集解參看最詳無遺義也

傷寒吐後腹脹滿者與調胃承氣湯

金鑑曰傷寒吐後胸不脹滿而腹脹滿者

表邪已盡胃中壅熱故也宜與調胃承氣湯

下其熱而和之以無硬痛故不用大小承氣

也

程知曰言吐後腹脹滿宜調胃也熱在上焦

則吐吐後腹脹滿則邪不在胸其為裏實可

知然脹滿而不硬痛自不宜用急下之法但
與調胃承氣和其胃熱可可耳內經曰諸脹腹
大皆屬於熱也

程應旄曰吐傷津液燥氣不能下達遂成土
欝是以腹脹滿悶調胃承氣一奪其欝可耳

柯琴曰妄吐而亡津液以致胃實而腹脹吐
後上焦虛可知腹雖脹滿病在胃而不在胸
當和胃氣而積朴非其任矣

張璐曰腹滿而不痛終屬表邪入裡未實故
不宜峻下少與調胃承氣和之可也

徐大椿曰巳吐而胃中仍滿則非上越所能

愈復當下行矣

舒詔曰此證乃吐傷上焦清陽之氣不能宣
化而獮陰之氣壅塞胸中而為脹滿法當健
脾和胃宣暢胸膈則濁陰自化而脹滿自消
豈可復用下法以重傷其正哉害其生乎是
必後人之惧

此條傷寒論輯義第弍百五十五條

陽明病不吐不下心煩者可與調胃承氣湯

金鑑曰陽明病謂已傳陽明不吐不下心煩
者謂未經吐下而心煩迺其為熱盛實煩可
知故與調胃承氣湯瀉熱而煩自除也

陽明下篇

受業錢藝垚校

成無巳曰吐後心煩謂之內煩下後心煩謂
之虛煩今陽明病不吐不下心煩則是胃有
欝熱也與調胃承氣湯以下其欝熱
俞昌曰胃氣及津液既不由吐下而傷則心
煩明係胃中熱熾故可與調胃承氣以安胃
胃乳而全津液也
徐大椿曰未經吐下而心煩中氣實也
柯琴曰言陽明病則身熱汗出不惡寒反惡
熱矣若吐下後而煩為虛邪宜梔子豉湯未
經吐下而煩是胃火乘心從前來者為實邪
調其胃而心自和此實則瀉子之法

舒詔曰心煩一證陰陽互阘宜加細察而後

用藥調胃承氣不可輕試

周揚俊曰此太陽入陽明府候迨未經吐下

忽然心煩則其煩為熱邪內陷之徵與調胃

承氣下之虛熱去而煩自止耳然不言吐而

曰可與者明以若吐後則肺氣受傷若下後

則胃已損其不可與之意已在言外雖然調

胃亦有在吐下後可與者者正多且又戒未極

吐下者反不可與豈仲景自相反邪且吐下

後可與必有腹滿便硬等證迺不吐下者反

不可與必有乾嘔欲吐等證迺總之大法無

定立說無方惟深明其理而後可以經則為

常權則為變耳奈何世之學者徒務全生六

書竟不深講仲景之道悲夫

此條傷寒論義第弍百十六條

太陽病過經十餘日心下溫溫欲吐。而胸中痛

大便反溏腹微滿欝欝微煩先此時自極吐下

者與調胃承氣湯若不爾者不可與但欲嘔胸

中痛微溏者此非柴胡證而嘔故知極吐下也

金鑑掞玉肯堂曰溫溫當是嘔嘔又云以嘔

之下當有闕文

金鑑曰太陽病過經十餘日曾經吐下不解

者以極吐則虛其胸邪熱乘虛入胸故心下
嘔嘔欲吐而胸中痛也極下則虛其裡邪熱
乘虛入裡故大便反溏腹微滿鬱鬱微煩也
詢知先時若果經極吐下則為在表之邪熱
悉陷胸膈而所見者皆是裡證未和故宜與
調胃承氣湯下而和之若不爾者謂不因極
吐極下而有斯證則又不可與是湯也夫但
欲吐者少陽也胸中痛者太陽也微溏者太
陽少陽合病之利也並無心中嘔嘔鬱鬱腹
滿煩熱等證固不可與承氣湯矣然此亦非
柴胡證故柴胡湯亦不可與也須從太陽少

陽合病下利若嘔者與黃芩加半夏生姜湯

可止

方有熱日胸中痛邪在膈迎若曾極吐則應

有心下嘔嘔欲吐之狀何迎以胃口已被吐

傷邪熱上摶於膈故欲吐而不得吐迎腹微

微溏何迎以下則胃虛邪雖實於胃大便

滿鬱鬱微煩邪在胃迎若曾極下則應大便

不能結鞕迎故日先此時自極吐下者與調

胃承氣湯言當蕩其熱以和其胃迎不爾言

未經極吐下迎但欲嘔至未申明上文之意

喻昌日太陽病過經十餘日心下嘔嘔欲吐

而不吐其人胸中痛大便反溏腹微滿鬱鬱

微滿者此有二辨若曾經大吐大下者表邪

從吐解且巳入裡可用調胃承氣之法若未

經經吐下但欲嘔不嘔胸中痛微溏者是痛

非吐所傷溏非下所致調胃之法不可用也

程知日過經者謂病過七八日至十三日經

氣巳週猶不解也豈非十三日且有二十餘

日者突益過經不解病必皆在陽經留連若

在陰經則又豈能若是之持久耶久持且不

能安望其生乎

程應旄曰大便溏則氣得下洩腹不應滿煩

不應譬欲今仍腹微滿譬譬微煩必胃有阻

留而下後仍不快暢此病屬陽明症反無陽

明而祗有少陽其中必有所誤故直窮其所

以致證之曲而後可從證上認病

徐大椿曰太陽病至譬譬微煩皆類少陽症

此未經吐下則邪在半表半裡不得用下法

末段疑有誤字

柯琴曰過經不解十餘日不在太陽此仍日

太陽病者以此為太陽之壞病也心中不煩

而心下溫腹中不痛而胸中痛是上焦因極

吐而傷此心下者胃口也心下溫溫時即欲

吐胃口有遺熱腹微滿而譫語時便微煩是

胃家尚未虛胃中有燥屎矢大便當硬而反

溏是下焦因極下而傷迺欲吐而不得吐當

利而不利總因胃氣不和犬便溏而胃家仍

實也少與調胃承氣湯和之三焦得和矣

此條傷寒論輯義第一百三十二條

傷寒十三日不解過經譫語者以有熱也當以

湯下之若小便利者大便當鞕而反下利脉調

和者知醫以圓藥下之非其治迺若自下利者

脉當微厥今反和者此為內實也調胃承氣湯

主之　金鑑立在少陽篇

金鑑曰傷寒十三日不解過經讝語者以有
熱也當以湯藥下其熱但上條潮熱之熱
在裏裏大便不鞕此條讝語之熱歸胃府
法當大便鞕若小便利者大便當鞕今大便
不鞕而反下利脉調和者知為醫以丸藥下
之之利非其治也如未經丸藥下之自下利
者則為內虛之利脉當微弱而厥今反
和而不微厥此為內實有熱非內虛有寒也
雖下利乃熱利也仍當下其熱故以調胃承
氣湯主之
徐大椿曰當下而下非其法餘邪未盡仍宜

更下

張璐曰此條原無表症雖圓藥誤下其脉仍

和即為內實也按仲景下法屢以用圓藥為

戒惟治脾約之麻仁丸一條因其人平素津

枯腸結故雖邪在太陽即用丸之緩下潤其

腸使外邪不因峻攻而內陷若侯陽明府實

而下恐無救於津液也

柯琴曰經者常也過經是過其常度非經絡

之經也發於陽者七日不愈七日已上自愈以

行其經盡故也七日不愈是不合陰陽之數

便為過經非十三日不解為過經也凡表所

陽明下篇

而不了了者十二日愈此十三日而尚身熱
不解便見其人之陽有餘過經而讝語足徵
其人之胃家實此內外有熱自陽盛陰虛也
當以承氣湯下之而以丸藥下之是因其病
久不敢速下恐傷胃氣之意而實非傷寒過
經之治法也下之不利今反下利者小便當
而身熱讝語未除非虛也凡下利者小便當
不利者大便當硬今小便利而反下利者為
胃虛恐熱為協熱而讝為鄭聲也當以脈別
之諸微云陽若胃虛而下痢者脈當微今調
和之脈而不微是脈有胃氣胃實可知也是

丸藥之沉墜利在下焦故胃實而腸虛調其
胃則痛自止矣上條大便反溏此條反下利
從假不足處得其真實

王肯堂曰經文內實之實當作熱此段有五
反一對熱與噦反湯與丸鞕與下利反脈微
與脈和藥下與自利反小便利與大便鞕為
一對讀者詳之下利讝語其曰脉調和手足
和小便利者陽也故用承氣湯下之其脈當
微及少陰但欲寐被火氣却汗讝語小便難
者陰也故當用補劑和之
方有執曰熱風也言俗謂傷寒過經不解者

以庸下不省併中有風懼於治之所致也若
自利至末乃推明其所以為懼而出其救懼
之治反和以不厭言非直謂平和
陳脩園曰傷寒十三日再經已周而又來復
於太陽不解則病已過於陽明胃府名曰過
經過經讝語者以胃府有熱也當以湯藥下
之若小便利者津液偏滲大便當硬今不硬
而反下利診其脉不與證相背亦始謂之調
和者知醫不以湯藥下之而以丸藥下之病
仍不去非其治也若胃氣虛寒而自下利者
脉當微而手足亦歐必不可下今脉與陽明

胃府證不相背即可反謂之和者以丸緩留

中留而不去此為內實迅以調胃承氣湯去

其留中之穢以和其胃氣主之

唐宗海曰余曾臨證見素虛人及六陰脈人

雖得傷寒熱證脈亦不大僅見為和即與此

節脈和同一例迅仲景於常診外參一變法

精之至矣

程應旄曰下利可下并可因此而例反過經

不解之證矣讝語為胃實不應下利下利為

虛脈不應調和今皆互而有之知未下利之

先胃有其實熱此胃熱則屎燥當以湯溫除

其熱為合法若未下以湯亦只有讝語證何

至小便利大便當鞕而反下利而脉復

調和調對下微字看仍陽明如經之大脉

也脉證不協如醫下以丸藥下焦之關閘徒

虛胃中之燥屎仍在所以下利兼見讝語顧

下利讝語亦有亡陽而屬宜寒者要之脉鞕

䐜歐可辨今反和而如經知泌以下利而愈

乾保以泌乾而愈燥邪熱斂內而為實無疑

也雜屬大承氣湯謹而闕閘間已傷只宜和以

調胃承氣湯耳又曰丸藥熱而有毒毒攻

下焦必虛熱遺中焦必實

百
七
六

陽明下篇

此條傷寒論輯義第一百十二條

陽明病下之其外有熱手足溫不結胸心中懊

憹饑不能食但頭汗出者梔子豉湯主之

金鑑曰陽明經病下之身熱未除手足溫不

結胸者是所臨之邪淺也心中懊憹饑不能

食但頭汗出者是陽邪蕰於胸膈間也故宜

梔子豉湯涌其熱也

熱入未深也

程知曰其外有熱者經邪未解也手足溫者

程應旄曰懊憹擾胃故饑不能食熱欝乳蕰

故但頭汗出

魏荔彤曰表邪未全入裡乃即以為胃實而
遽下之則其外仍有熱究不能隨下藥而蕩
滌也於是雖熱而不潮手足雖溫而無濈然
之汗出則是在表者仍在表而下之徒傷其
裡耳即不至於全在太陽者誤下成結胸而
心下懊憹饑不能食但頭汗出其陽明蒸蒸
之熱為陰寒之藥所醫但凝塞於胸膈之上
其證已瞭然矣但病仍帶表既不再下且已
入裡又不可復發汗惟有主以梔子豉湯仍
從太陽治也
徐大椿曰陽明病下之其外有熱表邪未盡

也心中懊憹不能食是疼涎傳結也但頭

汗出陽邪在上欲泄不泄宜梔子豉湯

舒詒曰此證下傷脾胃故心中懊憹飢不能

食頭汗出者陽虛也法宜理脾開胃兼以扶

陽梔子湯不可用也

柯琴曰外有熱是身熱未除手足溫尚未澈

然汗出此猶未下前證見不當早下也不結

胸是心下無水氣知是陽明之燥化心中懊

懷是上焦之熱不除飢不能食是邪熱不殺

穀但頭汗出而不發黃者心火上炎而皮膚

無水氣也此指下後變證夫病屬陽明未有

陽明下篇

可下之理然外證未除下之太早胃雖不傷

而上焦火欝不達仍與梔子豉湯吐之心清

而內外自和矣

、張璐曰此濕熱上攻之證下之而外有熱乎

足溫不結胸則外邪衰不甚重若其入頭汗

出者亦是胸中欝熱上蒸所致宜因其高而

揚之用梔子豉湯以撤其熱則陽得以下通

於陰而周身濈然汗出解矣

沈金鰲曰此是下後瘦症但頭汗者心火上

炎也

此條傷寒論輯義第弍百三十五條

脉浮而芤浮為陽芤為陰浮芤相搏胃氣生熱

其陽則絕

金鑑曰脉浮而芤浮為陽盛芤為陰陽盛則發熱陰虛則汗出二者相搏則胃氣生熱愈盛胃中津液立亡其陽則絕者言陽亡津液絕也

方有執曰浮為氣上行故曰陽芤為血內損故曰陰胃中生熱者陰不足以和陽津液乾而成枯燥也

張璐曰此言脾約當下不下則浮濇轉為浮芤津液竭而難下矣其陽則絕於裡亡津液

傷寒從新　卷之五　陽明下篇

之互辭也

趙良曰胃中陽熱亢甚脾無陰氣以和之孤

陽無偶不至燋灼竭絕不止耳

沈明宗曰此辨陽明津竭之脉也浮為邪氣

猺芤為陰血虛陽邪盛而陰血虛為浮芤相

搏胃氣生熱故曰其陽則絕即亡津液之互

詞也若見此脉當養津液不可便攻也

程應旄曰浮芤為陽陽盛于外芤為陰陰空于

中二脉互結胃氣生熱而有不更衣之證其

陽則絕音陽氣自成阻絕陰氣不得通亦曰

胃家實也　又曰浮芤為亡血芤為精諮中空

故迎奪以百陽無陰而見空治宜通其陽以

瀉火火瀉則陰生而精填迎胃氣生熱此為

芃熱

章楠曰胃氣生熱則津乾矣其陽則絕者謂

陽津不得接續而升迎

此條傷寒論輯義第弍百五十弍條

趺陽脈浮而澀浮則胃氣強澀則小便數浮澀

相摶大便則鞕其脾為約麻子仁丸主之

金鑑曰趺陽胃經脈也趺陽脈浮而澀陽浮

則胃強陰澀則小便數陰陽相摶則熱盛而

浚竭矣故大便則鞕迎其名為約者謂脾為

邪所約束不能為胃行其津液故名脾約也

以麻仁丸主之養液潤燥清熱通幽其不殽

恣行承氣者以脈濇故也

程知曰言胃脈浮濇不可大攻宜用麻仁丸

潤法跌陽胃脈迴在迴踹上動脈應手浮則

陽熱盛而胃強濇則陰津少而小便數脾主

為胃行其津液者也胃強則脾陰弱不能主

為胃行其津液故約其食物如一二彈丸此

不當下而當潤之

汪琥曰以胃穀脾弱為脾約作艱蓋以胃中

之邪熱盛為陽穀故脈浮脾家之津液少為

陰弱故脉濇用麻仁丸者以瀉胃中之陽而

扶脾之陰也

周揚俊曰、跌陽胃脉也胃氣強則浮濇陰氣弱

則濇下焦虛寒小便必數故浮濇相摶必致

氣有餘而血不足更兼外邪則強者益強而

虛者益虛所以不俟帰府而大便已鞕也其

脾為約知其約鞕勝於平日此仲景特立

麻仁丸為預下一法以存胃家之津液也

舒詔曰此法非仲景原文仲景曰太陽陽明

者脾約是也觀條中諸症並無太陽徵驗何

為太陽陽明乃由叔和不能得其真也盖為

素稟陽臟三五日一次大便結燥異常之人

初病太陽經證即不可發汗謂其人腸胃乾

涸津液衰乏榮衛失潤腠理枯濇炎鬱得汗

郎故必去其裡燥通其大便使結去津回腠

理宣通營衛和潤乃得自汗而解不知此義

者只據外感便投麻桂等藥徒令津愈斷而

熱愈結汗與大便愈不可得表裡閉固內火

加熾立蝎其陰而死矣但麻仁丸方藥覺未

盡善所用大黃枳實則當矣于中芍藥醆收

厚朴辛溫非所宜矣麻仁杏仁用以潤燥不

若黑芝蘇桃肉阿膠生地功故校勝

孫廣從曰脾約一證立法盡善命名不合既
屬太陽陽明即當名胃約脾屬太陰非陽明
也喻氏云胃強者因脾氣之強而強特為固
施脾約之名也仲景但言浮則胃氣強未嘗
云脾氣強此千古一大疑竇也
張路玉曰成註謂胃強脾弱脾不為行胃其
津液大謬若果脾弱即當補矣何為麻仁丸
中反加大黃厚朴枳實乎仲景言胃強原未
言脾弱況其所謂胃強正是因脾之強而強
蓋約者省約也脾氣過強將三五日胃中所
受之穀省約為一二彈丸而出全是脾土過

燥至令胃中之津液日漸乾枯所以大便难
迎設脾氣弱即當便泄矣豈有反難之理乎
相傳謂脾約不能約束胃中之水何以反能
約束胃中之穀乎在陽明例中凡宜攻下者
惟恐邪未入胃大便勺硬又恐初鞕後溏不
氣者方可攻若攻之先與小承氣湯試其搏矢
可妄攻若欲攻之先與脾氣之弱故爾躊躇
迎若夫脾約之證在太陽巳當下矣更何待
陽明耶
尤在涇曰浮者陽氣多濇者陰氣少而趺陽
見之是為胃強而脾弱約約束也稍弱者受

孫之約束而氣餒不用此脾不用而胃獨行
則水液併趨一處而大便失其潤矣大黃枳
實厚朴所以瀉令胃氣弱麻仁杏仁芍藥所以
潤令脾厚用蜜丸者恐速下而傷其脾也

程應旄曰浮者胃氣強濇者小便數火鑠水
廚由二脈相搏而致處大便難之謂約此之謂約
麻仁丸潤燥通幽為處治則傷寒不可恣行
大承氣可知矣所以然者以其為太陽陽明
非正陽陽明胃家實此之推之少陽陽明其
不可以正陽陽明胃家實之法治之更可知
矣

又曰脾約者脾陰外滲無液以滋脾家先自
乾橘了何能以餘陰蔭及腸胃所以胃火盛
而腸枯大便堅而糞粒小也麻仁丸寬腸潤
燥以軟其堅欲使脾陰內轉耳

章楠曰浮者邪氣盛也濇者脾氣結也胃家
邪熱氣攝脾反受其約制不得行其津液而
水液下流故小便頻數水從外走則腸胃枯
燥用麻仁丸潤以通之也盖三焦主升降而
行水道者必升降定由脾之轉運脾受約制
而不轉運則升降失度三焦氣化不宣或窒
塞而小便不利或下流而小便頻數不利則

變水腫嶺歎則大便硬也

成無巳曰內經云飲入於胃游溢精氣上輸

於脾脾氣散精上怖於肺通調水道下輸膀

脫水精四布五經並行是脾主為胃其津液

者也今胃强脾弱約束津液不得四布但輸

膀胱致小便數大便難與脾約丸通腸潤燥

陳脩圓曰陰虛不能以和陽診之於手之氣

口則兢診之於足之趺陽則濇跌陽胃脉也

胃為陽脾為陰今跌陽脉浮而濇浮則胃之

陽氣搖濇則脾之津液泄而小便數其津液

不能反入胃中而大便則難夫脾土為胃行

其津液者也津液鮮少則其脾無可奈何為

窮約麻仁丸主之潙脾之陽即扶脾之陰也

唐宗海曰上條是言浮為陽氣亢兇為陰血

虛其胃陽遂與脾陰相絕而脾之膏油被胃

熱灼亦枯縮矣此條又言若不汗出下血虛

而為小便數則津又從小便潙去膜中不潤

被胃熱灼枯其膏則脾油亦縮而為脾約不

大便也脾脂膏油約謂枯縮淺註解為無可

奈何殊可笑也

傷寒論輯義第貳百五十三條

麻子仁丸方

麻子仁二升 芍藥半斤 枳實半斤炙

大黃一斤去皮 厚朴一尺炙去皮 杏仁一升去皮尖熬

右六味蜜和丸如梧桐子大飲服十丸日三

服漸加以知為度

成無巳曰內經曰脾欲緩急食甘以緩之麻

子杏仁之甘緩脾而潤燥津液不足以酸收

之芍藥之酸以斂津液腸燥胃強以苦泄之

枳實厚朴大黃之苦下燥結而泄也

陳元犀曰脾為胃行其津液也今胃熱而津

液枯脾無所行而為窮約故取麻仁杏仁多

脂之物以潤燥芍藥苦泄之藥以破結積實

厚朴順氣之藥以行滯以蜜為丸者治在脾

而取緩欲脾不下泄其津液而小便數以還

津液於胃中而大便難巳巳

方有執曰麻子仁杏子仁能潤乾燥之堅枳

實厚朴能導回結之滯芍藥歛液以輔潤大

黃推陳以致新脾雖為約此能疏之

朱震亨曰既云脾約之血枯火燔津竭理宜滋

陰降火津液自生何秘之有此方惟治熱甚

而稟實者可用熱微而虛者愈致燥涸之苦

矣

周揚俊曰丸緩也邪未帰府何取緩下盖脾

傷寒從新　卷五　　　陽明下篇

約之人素係血燥平日無病或二三日而始

大便倘至熱邪歸胃消灼津液豈得易出哉

仲景不得巳立麻仁丸一法於邪未入府之

前先用麻仁之油滑杏仁之潤降蓋以肺與

大腸相表裡也兼以芍藥養血大黃枳實厚

朴佐其破滯使之預行庶幾熱入不至於大

結津液不至盡耗耳

吳儀洛方論曰此治素慣脾約之人復感外

邪預防燥結之法方中麻杏二仁以潤腸燥

芍藥以養陰血枳實大黃以泄實熱厚朴以

破滯氣也然必因客邪加熱者用之為合轍

後世以此概治老人津枯血燥之阿結但取

一時之快不顧傷其真氣得不速其咎耶

王少峰曰此條仲景言脾約令之腸痹也何

以見之第觀麻仁丸中有麻仁杏仁潤肺而

通大腸像內經云病在下者取之於上也以

此知脾約即令之腸痹明矣蓋胃家熱盛脾

失濡潤津液偏滲於膀胱則小便頻數脾陰

液燥不能濡潤於大腸則大便難也仲聖名

之曰其脾為約不通迅束此考之內經云

膀胱之脆薄以懦得酸則縮綣約而不通水

道不行故癃以此徵之又可知脾約不行胃

之津液也膀胱約而不通則水道不利太陰
約而不通則大便難矣若膀胱不約則遺溺
太陰不約則便溏又可知矣仲景宗內經之
法用芍藥酸欽膀胱使膀胱約而不通則津
液還入大腸如此則脾不約腸不秘也腸痺
便結更承後重亦猶脾不能為胃行其津液
此素問云脾主濡之此之謂也余云腸燥更
衰不煩或便血此亦脾約症腸中血燥故也
屢用蔞仁杏仁佐半夏辛以潤之則大便略
滑更衣可不努力

文煐徐靈胎曰此即小承氣加芍藥二仁也

太陽正傳陽明不復再傳故可以緩法治之

東洋樸窓多紀先生恭張氏續論曰云圓者

如理中陷胸抵當皆大彈圓煮化而和滓服

之此云丸者如麻仁烏梅皆用小丸取達下

焦也蓋丸圓後世互用今據張說考論中其

言不諢然論中丸字千金外臺多作圓不知

其義如何指而存疑

又案本草序側原朴一尺無效醫心方引小

品方云厚朴一尺及數寸者厚三分廣一寸

半爲准

此方傷寒論輯義在二百五十三條

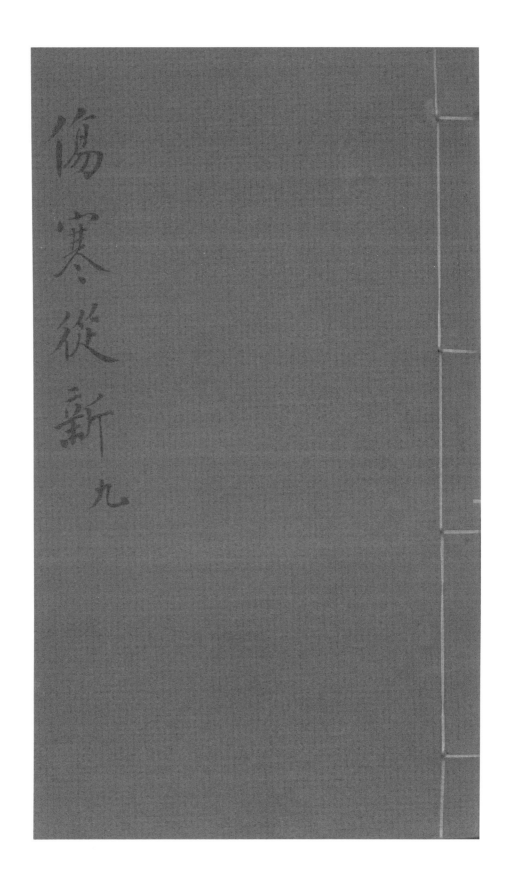

傷寒從新九

正陽陽明府證第三

陽明病潮熱大便微鞕者可與大承氣湯不鞕者不可與之若不大便六七日恐有燥屎欲知之法少與小承氣湯入腹中轉矢氣者此有燥屎乃可攻之若不轉矢氣者此但初頭鞕後必溏不可攻之攻之必脹滿不能食也欲飲水者與水則噦其後發熱者必大便復鞕而少也以小承氣湯和之不轉矢氣者慎不可攻也

金鑑曰陽明病潮熱大便微鞕者可與大承氣湯不鞕者不可與之也若不大便六七日恐有燥屎欲知之法少與小承氣湯入腹

中轉矢氣則為有燥屎乃可攻之若不轉失

穢氣此但初頭鞕後必溏是尚未成鞕也不

可攻之攻之必光寒氣乘虛上逆脹滿不能食

此欲飲水者得水則噦亦由虛寒之氣上逆

不能化水而下輸此後所發潮熱不退

光是大便再鞕但已經下後所鞕者無多祇

以小承氣湯和之可迎故凡服承氣湯不轉

失氣者慎不可攻也此蓋仲景戒人不可輕

下之意

方有執曰此以潮熱轉失氣次第而詳言之

以決當下之候此轉失氣反屁出此脹滿寒

藥之過也。噦亦寒傷胃也。復鞕而少者重下

故迅末句重致叮嚀之意

程知曰上條曰外欲解可攻裡曰外未觧末

可與承氣曰可與小承氣微和胃氣分令大

泄下此條曰可與曰不可與曰乃可攻之曰

少與小承氣曰以小承氣和之慎不可攻多

少商量慎重之意故惟于足讝然汗出大便

燥鞕者始主之以大承氣若小承氣楢是微

和胃氣之法也

汪琥曰轉失氣則知其人大便已硬腸胃中

燥熱之退故其氣不外宣時轉而下不轉失

氣則腸胃中雍有熱而滲孔未至於燥此但

初頭鞕後必溏也

喻昌曰若腹中氣仍不轉則不但用大承氣

大差即小承氣亦差矣

張璐曰腹中之氣得攻藥不為轉動則屬醫

寒所以誤攻而證變脹滿不能食及噦也攻

後重復癥熱大便因可得鞕但為時未久必

不多耳仍用小承氣湯和之

舒詔曰按矢氣二字從前書中皆云失氣此

悮也緣矢字悮寫出頭耳蓋天與屎同天氣

者屁乃矢之氣也且失字之上無轉字之理

轉乃轉運也、以其氣由轉運而出、若果失字

夫何轉之有、確為矢字無疑、

又曰、此條原文、止在攻之必脹滿不能食也、

文意已畢、其下數句、平空挿入、亦皆後人之

悞、

尤在涇曰、陽明病有潮熱者、為胃實熱不潮

者為胃未實、而大承氣湯有燥屎者可與、初

鞕後溏者、則不可與、故欲與大承氣湯先與

小承氣恐胃無燥屎、邪氣未聚、攻之則病未

去而正已大傷也、服湯後轉失氣者、便堅藥

緩屎未能出而氣先下趨也、故可更以大承

傷寒微旨　卷五正陽明府症

氣湯攻之，不轉失氣者胃未及實但初頭硬
後必溏雖小承氣已遍其病況可以大承氣
攻之哉胃虛無氣脹滿不食所必至矣又陽
明病能飲而與水者為實不能飲水者為虛如雖
欲飲而與水則噦所謂胃中虛冷欲飲水者
與水則噦也其後郁鬱熱者知熱氣還入於
胃則大便硬而病從虛冷所變故雖硬而仍
少也亦不可與大承氣湯但與小承氣微和
胃氣而已蓋大承氣為下藥之峻劑仲景恐
人不當下而懼下或雖當下而過下故反覆
辨論如此而又申之曰不轉失氣者慎不可

九十三

攻也嗚呼仁人之心可謂至矣

周揚俊曰此為正陽陽明也正陽陽明非大

承氣則邪不服然為證不一大旨在鞕而後

攻則必有以試其可攻而後可故此條曲而

該詳而盡只此意也以本經之邪歸府至於

潮大便自鞕為可攻已否則不可與也此仲

景戒人慎之於先也然恐人畏用攻藥遷延

悞病故曰六七日不大便恐有燥屎又示人

以探之之法扼定而無失也先以小承氣入

腹中觀其矢氣與否轉矢氣者因燥屎已結

小承氣不足以袪其熱略一轉動其間使原

傷寒從定新　卷五　　陽明下篇

不行而矢氣自轉此不然者但初鞕後溏則

芒硝一味無取軟堅反足以傷其血分必至

邪未盡而胃受傷則有脹滿不食飲水致噦

種種證見此仲景戒人試之早不致遺害於

後也至其後發熱是必日晡時作此又未盡

之邪復結而鞕但既攻之後所結不多只小

承氣湯和之足矣此仲景復戒人慎之於既

悞之後然使潮熱一證果能依法探試俟其

燥結後攻一服可愈百治無失矣故復申之

曰不轉矢氣慎不可見裡證未急攻未可飄

欲知之法慎不可忽此仲景之所以三令五

一百八十

陽明病脉遲雖汗出不惡寒者其身必重短氣
腹滿而喘有潮熱者此外欲解可攻裡也手足
濈然而汗出者此大便已鞕也大承氣湯主之

此條傷寒論輯義第二百十八條

試仍與小承氣為和總是慎用大承氣耳

與況攻下乎以小承氣為和為

故也要知不轉失氣者即渴欲飲水尚不可

能食雖復潮熱硬硬而少者以攻後不能食

又立試法如無燥屎而攻之胃家虛脹故不

柯琴曰此必因脉之遲弱即潮熱尚不足慮

申者有是夫

若汗多微發熱惡寒者外未解也其熱不潮未
可與承氣湯若腹大滿不通者可與小承氣湯
微和胃氣勿令大泄下
金鑑曰陽明病脉遲雖汗出不惡寒外證欲
解而脉不實尚未可攻也若其人身重熱困
聚於中也手足濈然汗出大便巳鞕熱結於
於体也短氣而喘熱壅於上也腹滿潮熱熱
下也斯為外邪巳解內實巳成始可攻之主
以大承氣湯可也若汗出微發熱惡寒者則
外猶未解也其熱不潮者裡猶未實也不可
與承氣湯即有裡急腹大滿不通等證亦祇

宜與小承氣湯微和胃氣勿令大泄下蓋以

脉遲故也

方有熱曰潮熱陽明王於申酉戌故熱作於

此時如潮之有信也手足濈然而汗出者脾

主四肢而胃為之合胃中燥實而蒸蒸騰逹

於四肢故曰大便已鞕也

林瀾曰此節辨脉遲內結之或宜大承氣攻

之或但可以小承氣微和之陽明病脉遲而

兼汗出不惡寒身重短氣腹滿而喘似屬可

攻然必有潮熱者為外證已解裡證已具手

足濈然汗出者為大便已鞕主以大承氣湯

傷寒從新　卷之五　　　　陽明下篇

攻之其疑若汗出雖多猶見發熱惡寒則表

尚在此其熱不潮汗亦非手足濈然之汗安

可與承氣以攻之乎即腹大滿不通亦祇可

與小承氣微和分令大泄下此何以故脈遲

便非必下之脈雖遲而未可攻者恐為無陽恐為症

柯琴曰脈遲而未可攻豈內結亦豈大承氣所宜哉

藏故先表症悉罷裡證畢具方為下症若汗

雖多而微惡寒是表證仍在此本于中風故

雖大滿不通只可微和胃氣令小安分使大

泄過經乃可下耳胃實諸證以手足汗為可

樣而潮熱尤為親切以四肢為諸陽之本而

日晡潮熱、為陽明主時也。

徐大椿曰、四肢為諸陽之本、濈然汗出陽氣

已盛於土中矣、以此驗大便之鞕、又一法腹

滿不通、雖外未解、亦可用小承氣、此方乃和

胃之品、非大下之峻劑故也。

程應旄曰、達者大而遲其人素稟多陰也故

雖汗出不惡寒、其身必重、必短氣、必腹滿而

喘、經脉濡濡不能如陽脉之迅利莫阻見故

邪雖離表仍逗留不肯遽入裡、直待有潮熱

方算得外欲解不然則身重短氣腹滿而喘

之證、仍算外不算裡、在他人只潮熱證便可

攻而脉遲者光待手足濈然汗出此時陽氣
大勝方是大便巳鞕方可主以大承氣湯此
脉不用小承氣者以裡證備具非大承氣不
能伏其邪耳若汗雖多而只微發熱惡寒即
不散攻即不惡寒而熱未潮亦不散攻脉
遲則行遲入裡頗艱難雖腹大滿不通勢急
尖熱尚未全聚雖滿不甚結只可用小承氣
湯勿令大泄下總因一遲字遂尔斟酌如此
观遲字雖字可見然遲脉亦有邪聚熱結腹
满胃實阻住經隨而成者又不可不知
、尤在涇曰傷寒以身熱不惡寒為在程而陽

明病無表證可下有表證者則不可下此汗

出不惡寒身重短氣腹滿而喘潮熱皆裡證

巡脉雖遲猶可攻之以腹滿便閉裡氣不行

故脉之濡滯不利非可此于遲則為之例巡

若手足濈然汗出者陽明熱甚大便已鞕欲

惡寒則表猶未解其熱不潮則裡亦朱實豈

攻其病非大承氣不為功矣若汗多微發熱

可漫與大承氣遺其表而攻其裡哉即腹大

滿不通而不可以大承氣大泄大下恐裡虛邪

胃氣而不可以大承氣大下七條於可攻

陷變證百出則難挽救矣已下七條於可攻

證而復審其小便之多少、大便之溏硬、脉之
實不實、經之過與不過、熱之潮與不潮而後
從而治之、故知下法不可不慎也。
張路玉曰、仲景既言脉遲尚未可攻者、以腹
中熱尚未甚、燥結未定、故尚未宜攻下、攻之
必脹滿不食、而變結胸、痞滿等證、須俟脉實
結定後、方可攻之、此條雖云脉遲、而挨之必
實、且其證一一盡顯胃實、故當攻下無疑、若
以脉遲妨碍一切下證、則大陷胸之下證最
急者、亦將因循縮手待斃乎、
舒詔曰、陽明脉遲者、其人裡寒、勝多陰血

虛者脈亦遲雖見汗出不惡寒之實證尚不
可下然以脉遲終非陽明胃寔者比其身必
重也假如呼吸被阻而短氣裡邪搏聚而腹
滿溜氣上干而喘逆如是而更驗其有潮熱
者方為外邪欲解則雖脉遲身重亦可攻其
裡遲然但言可攻而不出方者乃是商量下
法而有斟酌焉何也恐便未硬也然必手足
濈然汗出此為胃實陽亢津液受蒸而外越
大便巳硬也方可主大承氣湯若汗出雖多
蒸熱仍微兼之惡寒者非外未解也乃真陽
欲亡故承氣湯未可與若腹大滿不通者法

當急下何以不用大承氣而云可與小承氣

湯微胃氣且戒其勿令大泄下者是何故耶

總為脉遲身重未可遽下迅

此條傷寒論輯義第二百十七條

大承氣湯方

大黃 酒洗四兩　　厚朴 半斤炙去皮

枳實 五枚炙　　芒硝 三合

右四味以水一斗先煮二物取五升去滓內

大黃更煮取二升去滓內芒硝更上微火一

兩沸分溫再服得下飲勿服

金鑑曰諸積熱結於裡而成滿痞燥實者均

以大承氣湯下之也滿者腹脇滿急瞋脹故
用厚朴以消氣壅痞者心下痞塞硬堅故用
枳實以破氣結燥者腸中燥屎乾結故用芒
硝潤燥軟堅實者腹痛大便不通故用大黃
攻積瀉熱然必審四證之輕重四藥之多少
適其始可與也若邪重則輕則邪氣不服邪
輕劑重則正氣轉傷不可不慎也

柯琴曰諸病皆因於氣穢物之不去由於氣
之不順也故攻積之劑必用氣分之藥固於
承氣名湯方分大小有二義焉厚朴倍大黃
是氣藥為君名大承氣大黃倍厚朴是氣藥

傷寒緒論 卷五

為臣名小承氣味多性猛制大其服欲令大

瀉下迤因名大味豪性緩制小其服欲微和

胃氣迤因名曰小且煎法更有妙義大承氣

用水一斗煮朴枳取五升去滓内大黃再煮

取二升内芒硝何哉蓋主者氣銳而先行熟

者氣純而和緩仲景欲使芒硝先化燥屎大

黃繼通地道而後枳朴除其痞滿若小承氣

以三味同煎不分次第同一大黃而煎法不

同此仲景微和之意迤

程知曰調胃承氣大黃用酒浸大承氣大黃

用酒洗皆為芒硝之鹹寒而以酒制之若小

承氣不用芒硝則亦不事酒浸洗矣

呂震名曰大承氣闢陽明之結直達下焦其

力猛而效速故曰大蓋胃大實故重任厚朴

以破結而數獨倍於大黃夫已鞕雖有積

實以導下而功必資於芒硝至其煎法尤有

深義厚朴積實之汁以濃而方銳犬黃芒硝

之性以生而力銳故分作三次煎此斬關奪

門之將用此以急下存陰也

又曰陽明胃實之證有從太陽傳入者有從

少陽轉屬者并有從三陰轉屬者三陰經中

少陰更有急下之證此乃傷寒一大歸宿若

陽明下篇

應下失下，變證蜂起，津液之亡，可立而待矣

浪不可固枸，亦不可

文曰大承氣證非惟不大便腹滿痛者宜之

即下痛之證亦有宜從下奪者如經文所指

下利不欲食下利心下硬下利脉反滑下利

脉遲而滑少陰病自利清水色純青心下痛

口乾燥者皆宜大承氣此通因通用之法不

可不知

舒詒曰夫黃蕩實熱厚朴通氣壅積實破氣

結芒硝軟堅而兼能潤腸中之乾濇也

成無已曰承順也傷寒邪入胃者謂之入府

府之為言聚也胃為水穀之海榮衛之原水
穀會聚於胃癒化為榮衛邪氣入胃胃氣鬱
滯糟粕祕結壅而為實是正氣不得舒順也
本草云通可去滯泄可去閉塞而不利閉而
不通以湯蕩滌使塞者利而閉者通正氣得
以舒順故曰承氣也王冰曰宜下必以苦宜
補必以酸潰堅破結苦寒為主是以積實為
君內經曰燥濫於內治以苦溫泄滿除燥苦
溫為輔是以厚朴為臣內經曰熱淫於內治
以鹹寒人傷於寒則為病熱熱氣聚於胃則
謂之實鹹寒之物以消實熱故以芒硝鹹寒

陽明下篇論

為佐內經曰燥淫所勝以苦下之熱氣內勝
則津液消而腸胃燥苦寒之物以蕩滌其燥
熱故以大黃為使是以大黃有將軍之號也
承氣湯下藥也用之尤宜審如大滿則生寒證而結胸
燥屎乃可投也如非大滿則生寒證而結胸
痞氣之屬由是而生矣
鄒潤安曰柯氏云厚朴倍大黃為大承氣大
黃倍厚朴為小承氣是承氣者在枳朴應不
在大黃矣但調胃承氣湯不用枳朴亦名承
氣何也且三承氣湯中有用枳朴者有不用
枳朴者有用芒硝者有不用芒硝者有用甘

草者有不用甘草者惟大黃則無不用是承
氣之名固當屬之大黃況厚朴三物湯即小
承氣湯厚朴分數且倍於大黃而命名反不
加承氣字猶不可見承氣不在枳朴乎自金
元人以順釋承而大黃之功不顯考本經首
推大黃通血再以六微旨大論元則害乃
制之義參之則承氣者非血而何夫氣者血
之帥故血隨氣行亦隨氣滯氣滯併波
滯者是氣之不足非氣之有餘惟氣滯併波
及於血於是氣以血為窟宅血以氣為禦侮
遂連衡宿食蒸逼津液悉化為火此時惟大

黃能直捣其巢傾其窠穴二氣之結於血者散

則枳朴遂徹效其通氣之職此大黃所以為

承氣也

、喻昌曰金匱治痙為病胸滿口噤卧不着枕

攣急必齘齒可與大承氣湯乃死中求生之

法此靈樞謂熱而痙者死腰折瘛瘲齘齒也

茲所云卧不着席即腰折之瘛文脚攣急即

瘛瘲之戾文且齘齒加以胸滿口噤上中下

三焦熱邪充斥死不旋踵矣在傷寒證腹滿

可下胸滿則不可下然投是湯者須知所謂

胸滿謂其邪尚在表故不可下此證入裡之

熱極深極重匪可此倫況陽熱深極陰血立
至消亡、即小小下之、尚不足以勝其陽救其、
陰、故取此湯以承領其一綫之陰氣陰氣不
蓋為陽熱所刼固而得生者多矣可與二字
甚活臨證酌而用之初非定法也既有下之
重傷其陰之大戒復有下之急救其陰之活
法舉者欲為深造端在此矣
此方傷寒論輯義在弎百十七條

小承氣湯方

大黃、四兩　　原朴炙二兩　　枳實三枚大者

右三味以水四升煮取二合去滓分溫二服

初服湯當更衣不爾者盡飲之若更衣者勿

服之

吳綬曰或問承氣湯仲景有大小謂胃之名

何也然傷寒邪熱傳變入裡謂之入府府者

聚也盖邪熱與糟粕而為實也實則潮熱譫

語手心藏濈濈汗出此燥屎所為也如人壯大

熱大實者宜大承氣湯下之小熱小實者與

小承氣湯下之又熱結不堅滿者故減去厚

樸枳實加甘草而和緩之故曰調胃承氣也

若病大而以小承氣攻之則邪氣不服病小

而以大承氣攻之則過傷正氣且不及還可

再攻過則不能復救、可不謹哉仲景曰凡欲

行大承氣先與小承氣一鍾服之腹中轉失

氣乃有燥屎也可以大承氣攻之若不轉失

氣慎不可攻攻之則腹脹不能食而难治又

曰服承氣湯得利慎勿再服此諄諄告戒也

凡用攻法必須妙算料量合宜、則應手而效

若不料量孟浪攻之必且殺人

王肯堂曰、大熱結實者與大承氣湯小熱微

結者與小承氣湯熱不大甚故大承氣去芒

硝結不至堅故不減补积也

張令韶曰胃與大腸小腸交相貫通者也胃

陽明下篇

接小腸小腸接大腸胃主消磨水穀化其精
微内灌溉於藏府外充溢於皮毛其糟粕下
入於小腸小腸受其糟粕復加運化傳入於
大腸大腸方變化傳道於直腸而出故曰小
腸者受盛之官化物出焉大腸者傳道之官
變化出焉是大承氣者所以逼洩大腸而上
承熱氣者也故用朴實以去留滯大黃以滌
腐穢芒硝上承熱氣小承氣者所以通洩小
腸而上承胃氣者也故曰微和胃氣是承氣
胃府太過之氣者也不用芒硝而亦名承氣
者以此名調胃承氣乃調和胃氣而上承君

火之熱者也以未成糟粕故無用枳朴之消
留滯者此三承氣之義也承者制也謂制其
太過之氣也故曰亢則害承乃制費
伯雄曰亢下之法原因實症俱倫危在旦
夕失此不下不可復故用斬關奪門之法
訓也乃後人不明此義有謂於攻下藥中兼
定雄於俄頃之間仲景所以有急下存陰之
行生津潤導之法則存陰之力更強殊不知
一用生津滋潤之藥則互相牽制而蕩滌之
力輕矣此譬如冠盜當前恣其焚掠所過為
墟一旦聚而殲之然後人得安居而元氣可

陽明下篇

以漸復是去實可以保陰乃相因之理方得

存字真解並非謂攻實即是補陰併可於攻

下中竊養陰法也仲景製大承氣湯用枳實

開上焦用厚樸通中焦芒硝理下焦而以大

黃之善走者統率之以蕩滌三焦之堅實正

聚故盡礦之大法而又恐藥力太猛非可輕

投故又有欲用大承氣先與小承氣之訓夫

以仲景之神靈豈尚待於先試實恐後人審

症未確藉口成法孟浪輕投不得不諄諄告

戒此實慎重民命之婆心也至於三陰多可

下之症三陽惟正陽陽明可下少陽必不可

下而陽明中夾有太陽少陽症者亦斷不可
下、惟太陽症脉緊惡寒無汗腹痛者乃陰氣
凝結榮分亦可用温用下細看方書宜下忌
下之條慎重斟酌始為得之、小承氣湯乃治
邪在中上兩焦之正法也、註中但有譫語潮
熱喘滿等症、而無腹脹堅滿之象、故減去芒
硝不使伐無病之地以刧陰略一加減必有
精義規矩方圓之至也
唐宗海曰三承氣湯不但藥力有輕重之分、
而其主治亦各有部位之別、故調胃承氣湯
仲景令出心煩二字以見胃絡通於心而調

胃承氣是注意在治胃燥也故以大黃色黃

歸土氣烈味苦大瀉中土之熱者為主佐以

芒硝所以潤燥而合之甘草使藥力緩緩留

中以去胃熱故名調胃也大承氣湯仲景提

出大便巳鞕四字是專主大腸而言大腸居

下藥力欲其直達不欲其留於中宮故不用

甘草大腸與胃同禀燥氣故用芒硝大黃

以潤降其燥用枳樸者取木氣疏泄助其速

也若小承氣湯則重在小腸故仲景提出腹

大滿三字為眼目益小腸正當大腹之內小

腸通身接連油綱油是脾所司膜綱上連肝

係肝氣下行則疏瀉脾土而膏油滑利肝屬

木故積糞秉木氣者能疏利脾土使油膜之

氣下達小腸而出也又用大黃歸於脾土者

瀉膏油與腸中之實熱此小承氣所以重在

小腸也其不用芒硝以小腸不秉燥氣不取

硝之滑潤至大承氣亦用枳朴者以肝木之

氣從油膜下接大腸內經所謂肝與大腸通

也三承氣湯藥力皆當從胃中過從大腸而

去但其所命意則各有區別用者當審處焉

此方傷寒論輯義在二百十七條

陽明病讝語發潮熱脈滑而疾者小承氣湯主

傷寒後條辨　卷五　正陽陽明腑證

之因與承氣湯一升腹中轉失氣者更服一升

若不轉失氣者勿更與之明日不大便脉反微

濇者裡虛也為難治不可更與承氣湯也

金鑑曰陽明病譫語潮熱脉滑而疾者是可

攻之脉證也然無讝讝然之汗出與小便数

大便鞕燥實等證則不可驟然攻之宜先與

小承氣湯一升試之若腹中轉失氣則知腸

中燥屎巳鞕以藥少未能遽下所轉下者但

屎之氣耳可更服一升促之自可下也若不

轉失氣則勿更與服俟明日仍不大便診其

脉仍滑疾則更服之今脉反見微濇則是裡

虛無氣不能承送故為難治所以不可更與
承氣湯也

方有執曰滑以候食故為大便鞕之診疾者
鞕裡熱也微者陽氣不充無以運行濇者陰
血不足無以潤送故曰陽微不可下無血不
可下此之謂也

張璐曰此條脈滑而疾有讝語潮熱而無鞕
滿實證衹宜以小承氣湯下之而脈反微濇

證變裡虛故為難治

周揚俊曰脈之滑疾正與微濇相反何未舒
慎下變乃至此懸絶耶讝語潮熱明明下證

假使證兼腹滿鞕痛或手足漐然汗出仲景
此時竟行攻下當不俟小承氣試之矣假使
下證總未全見而脉實大有力即欲試之一
轉失氣此時仲景亦竟行攻下當不俟小承
氣再試之矣然其所以然者正慮其人疫結
見滑得熱變疾胃氣早虛者有之故一見滑
疾便有微濟之慮此所以一試再試而不敢
攻此故曰裡虛之候治之為難不但大承氣
所禁即小承氣亦不可與故仲景特揭以垂
訓若曰陽明證中脉滑疾者尚有此種變脉
說下後更多變證不言可知此樸之學者慎

無忽乎脉法云爾

、舒詔曰讝語發潮熱陽明腑證審矣再詡其

舌胎乾燥惡熱喜冷、則徑投大承氣急下可

也、又何必小承氣試之、又試為哉若脉反微

濇者則微為陽虛、濇為液竭方中宜加參附

以補陽氣歸地以助陰精此又法中之法也

便閉等證、毋論裡實即妄投承氣等湯

吾常用之、而有驗也、醫多不知此、只據腹滿

而釀不治之證、總由不講仲景之法故也、嘗

有患腹脹大便不通者脉微而濇舌潤不渴

午曰、此裡虛危候也、法當助陽固腎醒脾和

氣使收藏之本固則氣帰元而化自行脾氣
有權則健運行而升降清其患當自愈其家
以苓為過听醫用下大便暫通腹脹因減彼
以為有劾矣子知其必死迺次日復閉腹脹
加甚于是又下閉脹愈加甚焉於之卒
不能通則氣壅而死矣嗟乎庸醫殺人怕不
知省頑夫受殺實可惻迺
程應旄曰胃實脉以實大為正苟非實大便
須斟酌不但弱與遲迺又如一陽明病已見
讝語胃火乘心可知兼發潮熱邪盛而正氣
乘旺方敢與争可知脉復滑而疾非弱遲尚

帶虛帶寒可知當從胃家實治誰不曰宜不
知滑疾雖陽盛之診然流利不定終未着實
主以小承氣湯尚在試法之列果轉矢氣則
知腸中有結屎因劑小未能遠下所下者屎
之氣耳不妨更服以促之若不矢氣并不大
便則胃中無物可知微為陽虛濇為液竭脉
反變此則前之滑疾乃昰陽泛上之假象而
今之微濇乃裡氣屬虛陽不帳自安而鄭聲
津液竭而閉讝語屬虛陽明病屬
潮熱屬陽微僅得乘旺而暫現正虛則邪愈
實雖治者此證頗是補虛瀉液以回陽氣而

苦寒留中無從布氣須先泄去其藥方可施
治無奈正氣巳虛又不可更與承氣湯也
尤在涇曰譫語發潮熱胃實之徵也脉滑而
疾則與滑而實者差異矣故不與大承氣而
與小承氣也若服一升而轉矢氣者知有燥
屎在胃中可更服一升若不轉矢氣者此必
初鞕後溏不可更與服之一如前二條之意
也乃明日不大便而脉反微濇濇則邪氣未去
而正氣先衰補則凝邪攻則傷正故曰難治
便雖未通豈可更以承氣攻之哉
柯琴曰脉滑而疾者有宿食也譫語潮熱下

症具矣與小承氣試之不轉矢氣宜為易動

明日而仍不大便其胃家似實而脉反微濇

微則無陽濇則少血此為裡虛故陽症反見

陰脉此然胃家本實陰脉尚多故脉遲脉弱

者始可和而久可下陽脉而變為陰脉者不

惟不可下更不可和又脉滑者生濇者死故

為難治然滑有不同又當詳明夫脉弱而滑

是有胃氣此脉來滑疾是失其常度重陽必

陰仲景早有成見故少與小承氣試之若據

讝語潮熱而與大承氣陰盛已亡矣此脉症

之假有餘小試之而即見真不足憑脉辨症

可不慎哉。宜蜜導而通之虛甚者與四逆

湯陰得陽則解矣

徐大椿曰脉滑疾則易下故止用小承氣湯

若攻之不應是為難治

陳脩園曰此以脉而辨譫語之虛實前欲與

大承氣以小承氣為法今欲與小承氣即以

小承氣先與為試法可知古人之謹慎如此

唐宗海曰裡虛是指胃中無燥屎也盖不轉

矢氣即為無燥屎仲景已有明文而柯氏猶

云可用蜜煎導只緣注家但知譫語是胃病

而不知譫語是心主之病胃家實熱上薰為

一百
二八

譫語者奪其實則愈今裡虛而胃不實則不

可下若脉滑者心主之陰血尚足急去其心

中之熱而譫語可治矣設脉反微潙心中陰

血巳結故脉應之而潙血竭而陽神又亂語

不休則正既敗而邪又甚是以難治此與上

譫語脉短同是指心主言讀者互參則不致

誤

此條傷寒論輯義第二百二十三條

得病二三日脉弱無太陽柴胡證煩躁心下鞕

至四五日雖能食以小承氣湯少少與微和之

令小安至六日與承氣湯一升若不大便六七

日。小便少者雖不能食。但初頭鞕後必溏未定

成鞕。攻之必溏須小便利屎定鞕乃可攻之宜

大承氣湯

金鑑曰得病二三日無太陽少陽證煩躁心

下鞕至四五日不大便若脉大屬正陽陽明

胃實之證也下之無疑今脉弱雖胃和能食

不可輕下祇可與小承氣湯少少與而微和

之令其小安次日仍不大便繼與小承氣湯

促之若六七日竟不大便而小便少者即不

能食亦屬胃中尚未乾燥屎未定硬如大攻

之初見硬後必溏也須待小便利知屎定鞕

乃可攻之宜大承氣湯

方有執曰太陽不言藥以有桂枝麻黃之不

同也少陽言藥以專主柴胡也凡以此為文

者皆互發也以無太陽少陽二經證故知此

屬陽明以脈弱故宜微和至六日以下乃歷

叙可攻不可攻之節度也

程應旄曰飪食以結在腸間而胃火自盛也

先以小承氣湯少少與之和胃中之火令少

安後以前藥增至一升去腸中之結既用小

承氣矣而又減去分數接續投之以脈弱之

胃其稟素虛而為日又未久也

陽明下篇

張璐曰、此段之能食不能食全奬、辨風寒、強不

弱無涉、言能食者不可以為胃強而輕下、不

能食者不可以為胃中有燥屎而輕下也

柯琴曰、得病二三日尚在三陽之界、其脈弱

恐為無陽之徵、無太陽桂枝證、無少陽柴胡

證則病不在表、而煩躁心下硬、是陽邪入陰

病在陽明之裡矣、辨陽明之處、定在能食不

能食、若病至四五日尚能食、則胃中無寒而

便硬可知、少與小承氣、微和其胃、令煩躁少

安不竟除之者、以其人脈弱、恐大便之易動

故也、猶太陰脈弱、當行大黃芍藥者減之之

意至六日復與小承氣一升至七日仍不大
便胃家實也欲知大便之燥硬既審其能食
不能食又當問其小便之利不利而能食必
大便硬後不能食是有燥屎小便少者恐津
液還入胃中故雖不能食初頭硬後必溏小
便利者胃必實屎定硬乃可攻之所以然者
脉弱是太陽中風能食是陽明中風非七日
後不敢下者以此須過經乃可下之
下之若早語言必亂正此謂也
尤在涇曰傷寒能食者爲胃熱而不能
食者爲胃熱而實而胃實之證小便數者可

大便而小便少者亦不可下必候其津液偏

可下須候其津液還入胃中而大便自行不

後以太承氣與之夫不大便而津液竭者不

食亦不可便與攻法須候其小便利屎鞕然

少者則水穀不分知其初鞕後溏然雖不能

其病迅若不大便六七日于法當下而小便

至六日熱漸成實當更與大承氣一升以盡

證復具故雖胋食亦必以小承氣微和胃氣

明之表虚煩躁心下鞕至四五日不解則裏

而弱而又無太陽柴胡之證知其病獨在陽

攻小便少者則不可攻得病二三日脉不浮

一百八三

渗水道而後可與下法盖津液已竭而強攻
之則正虛不復大便未鞕而輙攻之則邪去
不盡學者不可不審而輕用下藥也
舒詔曰此條並無陽明胃實見證何不當下
而又下耶其後但據矢定鞕三字即用大承
氣湯吾不敢從仲景當不如是之孟浪也
此條傷寒論輯義第二百五十七條
傷寒若吐若下後不解不大便五六日上至十
餘日日晡所發潮熱不惡寒獨語如見鬼狀若
劇者發則不識人循衣摸床惕而不安徵喘直
視者發則不識人循衣摸床惕而不安徵喘直
視脉弦者生濇者死徵者但發熱讝語大承氣

湯主之若一服利止後服

《金鑑按趙嗣真曰活人書云弦者陽也濇者
陰也陽病見陽脉者生在仲景脉法中弦濇
屬陰不屬陽得無疑乎今观本文内脉弦者
生之弦字當是濇字若是弦為陰負之
脉豈有必生之理惟濇脉為陽始有生理濇
者通濇者塞凡物理皆以通為主塞為死玩
上條脉濇而疾者小承氣主之脉微濇者裡
虚為難治益見其誤

金鑑曰傷寒若吐下後津液巳亡而表不
解邪因入裡不大便五六日上至十餘日仍

不大便日晡所發潮熱不惡寒者此乃表邪
悉罷裡熱漸深也仍宜大承氣湯蕩盡餘邪
以存陰液自可愈此若固循夫下以致譫語
惕不安微喘直視見一切陽亢陰微孤陽無
如見鬼狀病勢劇者則不識人循衣摸牀驚
為實堪下則生過者為虛難下則死若病勢
依神明擾亂之象當此之際惟診其脈滑者
微者但見潮熱譫語不大便之證而無前神
瞀等劇者宜以大承氣湯下之若一眼利即
正後服蓋恐其過也　　　揆循衣摸牀危惡之候
也一以陰氣未竭為可治如太陽中風火刼

陽明下篇

傷寒鈐 卷之二 正陽明府證

變遞捻衣摸牀小便利者生不利者死是也

一以陽熱之極為可攻如陽明程熱成實循

衣摸牀脉滑者生濇者死是也大抵此證多

生於汗吐下後陽氣大虛精神失守經曰四

肢者諸陽之本也陽虛故四肢擾亂失所倚

也以橘參湯救之汗多者以參茋湯厥冷者

以參附湯治之愈者不少不可概謂陽極陰

竭也

成無已曰若吐若下皆傷胃氣不大便五六

日上至十餘日產亡津液胃氣虛邪熱內結

也陽明王於申酉戌日晡所發潮熱熱者陽

明熱甚也、不惡寒者表證罷也、獨語如見鬼

狀者陽明內實也、以為熱氣有餘若劇者是

熱氣太盛也、熱太甚於內昏冒正氣使不識

人至於循衣摸牀惕而不安、微喘直視傷寒

陽勝而陰絕者死陰勝而陽絕者死熱劇者

為陽勝而陰為陰勝而陽絕為陰不足陽熱

雖劇脈孩如陰未絕、而猶可生脈濇則絕陰、

故不可治其邪熱微而未至於劇者但發熱

讝語可與大承氣湯以下胃中熱經曰凡服

下藥中病即止不必盡劑此以熱未劇故云

若一服利則止後服

、趙嗣真曰此節當分作三截看自傷寒若吐

若下後不解不大便五六日上至十餘日日

晡所發潮熱不惡寒獨語如見鬼狀止為上

一截是將潮熱譫語以辨劇者之微者之殊

證下文又分作一截以辨劇者微者之外

者但發熱譫語但字為義以發熱譫語之外

別無他證其用承氣湯曰一服利止後止後

服見其熱輕猶恐下之太過也至於劇者發

則不識人循衣摸牀惕而不安微喘直視如

熱極證危不可不決其死生以斷之以脈弦

者生脈濇者死此陽熱已極若脈拯為陰未

絕猶可下之，以復其陰若脈濇為陰絕不可

藥而必死矣仲景論中雖別有潮熱讝語脈

濇難治一證乃是服承氣湯後未曾得大便

蘊毒不淺脈反微濇為正衰邪勝故難治此

論中病微者服湯得利後則邪熱因溏而解

矣尚何生死之議耶

喻昌曰此條讝語之勢重為言而勢重之

中復分二等劇者主死仍憑乎脈微者則主

以大承氣湯下之前云讝語脈短者死此云

脈濇者生前云讝語脈滑疾者用小承氣此

云脈濇者死更互一字而大意躍然

張璐曰按少陽陽明讝語脈短者死盖陽明
之脈本長而反短者為陰陽不附故死也此
言脈弦者生濇者盖弦為少陽之脈雖木旺
土而土氣未至於敗極猶能生養木氣故尚
可生濇則津液耗竭血氣盡亡故死也又土
衰下奔木邪難任故弦為失此便鞕土實故
弦為生
程知曰婁全善治循衣摸牀每以補益得愈
亦因其脈證之不足此劉守真每以承氣治
熱病法雖祖於仲景而辨證其未能如此詳
悉故開後人囫圇之端又曰喘則氣欲上脱

微喘者邪實於內而又不能大喘也不識人

循衣摸牀心欲絕也惕動不安肝欲絕也直

視睛欲絕也微喘肺欲絕也內經所謂三陰

三陽五藏六府皆受病營衛不行藏府不通

故脈濇者死也

經氣王時發潮熱也獨語者即讝語也病人

汪琥曰日晡所發潮熱者府實燥甚故當其

自言為讝語如見鬼狀乃陽明府實而妄

見妄聞劇者甚也成注云熱甚則昏冒正氣故

不識人循衣摸牀者陽熱偏勝而躁動於手

也惕而不安者胃熱冲膈心神為之不寧也

陽明下篇

又胃熱甚而氣上逆則瞑直視則邪干臟也

故其生死之機須於脈候決之

徐大椿曰傷寒若吐若下後不解是壞症也

以上皆陽明危證因吐下之後竭其中氣津

液已耗孤陽獨存胃中乾燥或有燥屎故現

此等惡症脈孩則陰氣尚存且餘制胃實濟

則瓶血已枯矣然孩者尚有可生之理未尠

盡生濟則斷無不死者也

程郊倩曰傷寒若吐若下後津液亡而邪未

去盡故不解燥氣從邪反結為實故不大便

五六日上至十餘日從前宜再用大承氣湯

蕩盡邪燥以安津液法不出此胃氣生熱其

陽則絕陽絕者無餘陰以和之也故諸所見

證莫非陽亡陰絕孤陽無依而擾亂之象弦

濇皆陰脉弦脉猶帶長養濇脉已成涸竭生

死以此斷之微者但發熱讝語仍是邪燥結

實而已陰未全竭大承氣湯主之所以去燥

結也燥結去陰氣自復故利利而再服則通

陰者大承氣而奪陰者即大承氣故止後服

亡陽必多汗此證偏無汗故為亡陰

柯琴曰壞病有微劇之分微者是邪氣實當

以下解若一服利止後服只攻其實無乘其

虛迟劇者邪正交爭當以脉斷其虛實弦者

是邪氣實不失為下症故生濤者是正氣虛

不可更下故死如見鬼狀攦語與鄭聲讝語

不同潮熱不惡寒不大便是可下症目直視

不識人循衣摸床等症是曰晡發熱時事不

發時自安故勿竟斷為死證還將脉推之凡

詁語脉短者死濤者短迟短則氣病弦者長

迟長則氣治凡直視詁語喘滿者死此微喘

而不滿者只是氣之不承非氣之不治耳

尤在涇曰吐下之後邪氣不從外解而仍內

結熱入胃府聚而成實致不大便五六日或

十餘日也，陽明內實則日晡所發潮熱，蓋申

酉為陽明王時而日晡為申酉時也，表和裡

病則不惡寒，傷寒以惡熱為裡而惡寒為表，

也，熱氣薰心則獨語如見鬼狀，蓋腎藏於心

而陽明之絡通於心也，若熱甚而劇者發則

不識人循衣摸床惕而不安喘而直視是不

特邪盛而正亦衰矣，若脈弦則陰未絕而猶

可治，脈濇則陰已絕，而不可治，所謂傷寒陽

勝而陰絕者死也，其熱微而未至於劇者則

但發熱譫語不大便而已，是可以大承氣湯

下之而愈也

章楠曰吐下後不解治不如法故此不大便

五六日至十餘日元氣尚固日晡所發潮熱

不惡寒皆陽明實熱證也獨語如見鬼狀邪

熱亂其神明劇則不識人循衣摸床惕而不

安微喘直視者土燥水枯腎氣將絕也脈弦

者猶有少陽生氣急下之可生脈濇者本元

已敗無胊為矣微者謂此劇者輕微但發熱

讝語而無循衣摸牀微喘直視之敗象以大

承氣湯下之若一服大便利即止後服也

此條傷寒論輯義第二百二十一條

汗出讝語者以有燥屎在胃中此為風也須下

之。過經乃可下。下之若早語言必亂。以表虛裡
實。故此下之則愈宜大承氣湯
金鑑曰病自汗出而讝語者以素有燥屎在
胃中此為太陽風邪之所傳也須當下之然
必須太陽之邪已過陽明之經而入陽明之
府乃下之若下之早則裡熱未結不但熱去
不盡且虛其中熱乘虛而上干於心語言必
亂此表虛汗出裡實讝語所以必待過經入
府而後下之則愈宜大承氣湯
程知曰此言讝語不當下早也既出汗矣而
讝語則必有燥屎在胃此當屬風風為陽邪

陽明下篇

陽邪入裡故讝語然須六七日乃可下之下

之早則風邪未解於表盡入於裡裡邪燥實

語言更亂也

舒詔曰汗出讝語者以有燥屎在胃中違矣

此為風也何所見也又云下之若早語言必

亂然則讝語非亂乎既以下早而致亂不宜

再下定矣何又云下之則愈通篇不合理是

必後人之偽

程應旄曰胃風之汗非胃蒸之汗而風邪之

汗此處之燥屎非熱燥而風燥胃中挾有宿

昔之表邪所謂風家也故須過經乃可下之

方有執曰、過經謂去表則入府非謂待十三

日後也言出於心心為胃之母子能令母虛

故下早則必亂也表虛裡實謂外邪悉入胃

也

柯琴曰首二句是胃頭末二句是總語言汗

出必之津液讝語因胃實則汗出詁語以胃

中有燥屎也宜大承氣湯下之然汗出讝語

有二義有陽明本病多汗亡津而讝語者有

中風汗出早下而讝語者如脉滑曰風其詁

語潮熱下之與小承氣湯不轉矢氣分更與

之如能食曰風其煩躁心下硬少與小承氣

傷寒從新　卷五　　陽明下篇

微和之令小安非七日後屎定硬不敢遠下
者以此為風也七日來行經巳盡陽邪入陰
乃下之若不知此義而早下之表以早下而
壺熱不解裡以早下而胃家不實如十三日
不解遍經下利而讝語與下後不解至十餘
日不大便日晡潮熱獨語如見鬼狀者是也
尤在涇曰外臺祕要云裡病表和下之則愈
汗之則死故宜大承氣湯以下裡實
徐大椿曰陽明本自汗出然亦有不汗出者
此指明汗出之為風則知汗出乃表邪尚在
不汗出者為火邪內結也又曰下早則引表

一百
五八

邪入裡。故表虛而裡實。又曰雖已誤下然見

讝語等症、則更下之、亦不因悞下、而遂不復

下也。

章楠曰倘下早而語亂當用救法治之非謂

的用大承氣也。此倒裝文法不可錯解。

此條傷寒論辨義第二百廿六條

陽明病讝語有潮熱反不能食者胃中必有燥

屎五六枚也宜大承氣下之若能食者但鞕爾

金鑑曰按之下始合當用大承氣湯下之之

屎五六枚之下、始合當用大承氣湯下之、殊失仲景

義若但便鞕而用大承氣湯下之、殊失仲景

顑慮誤下慎下之旨

文曰陽明病讝語有潮熱反不能食者知胃
中必有燥屎已結實也宜大承氣湯下之若
能食者知胃將和但大便鞕耳當導之不可
下也

飛璐曰此以能食不能食辨燥結之微甚也
潮熱讝語皆胃中熱甚所致胃熱則能消穀
今反不能食此必熱傷胃中津液氣化不能
下行燥屎逆攻於胃之故宜大承氣湯急祛
亢極之陽以救垂絕之陰若能食者胃中氣
化自行熱邪不戕津液不致大傷大便雖鞕

不久自行不必用藥反傷其氣也

、徐大椿曰能食非真欲食不過術飲猶可入

口耳不能食則穀氣全不可近腸胃實極故

也鞕即可下撥燥屎當在腸中今云胃中何

也蓋邪氣結成糟粕未下則在胃中欲下則

在腸中已結者即謂之燥屎言胃則腸已該

矣

、尤在涇曰傷寒胃熱而亟省能食胃寒而實

者則不能食而陽明病有燥屎者可攻無燥

屎者則不可攻譫語潮熱胃之熱也是當能

食而反不能食者中有燥屎氣室而不行法

當大承氣下之者也若能食者屎未成燥而
但硬耳設欲攻之則先以小承氣和之
、章楠曰此言風邪入裡化熱而讝語有潮熱
也中風本能食今反不能食者以胃中有燥
屎阻結也故宜大承氣下之若能食則無燥
屎但便鞭爾以無形邪熱擾心而發讝語胃
無實結而能食若下之宜調胃承氣也
柯琴曰初能食反不能食胃未實恐可知若能食
而大便硬是勝實而胃未實恐本于中風未
可下此讝語潮熱屎有燥硬之辨
、周揚俊曰按大承氣湯句宜單承燥屎五六

一百八六

枚來、何者至於不能食為患巳深故宜大下

若能食但鞕未必燥屎五六枚口氣原是帶

說只宜小承氣湯可耳、

陳脩園曰、此以能食不能食以驗譫語有燥

屎便鞕之不同而又以明腸胃更虛更滿之

義也　胃主納穀胃滿則不能容穀故不能

食腸滿則難以變化、故但鞕然、腸雖滿而胃

則虛故又能食

此條傷寒論輯義第二百二十四條

陽明病發熱汗出多者急下之。宜大承氣湯

金鑑曰陽明病不大便發熱汗多不止者雖

無内實亦當急下之盖因陽氣大蒸於内恐

致陰液暴亡於外故以全津液為急務此宜

大承氣湯下之

俞昌曰汗多則津液外滲加以發熱則津液

盡隨熱勢蒸蒸騰達於外更無他法以止其

汗惟有急下一法引熱勢從大腸而出庶津

液不致盡越於外耳

程應旄曰此等之下皆為救陰而設不在奪

實之下可緩救陰之下不可緩

沈明宗曰陽明裏實以潮熱微汗為正茲見

發熱汗多乃裏熱熾盛之極蒸騰胃中津液

盡越於外、非丕奪其汗、以救津液不可、故宜

大承氣湯急下也。

柯琴曰、前條若汗多、微發熱惡寒者、外未解

也、未可與承氣總為脈遲者言耳、若脈大而

不惡寒、蒸蒸發熱、汗多亡陽者、當急下、以存

津液、而勿以潮熱為拘也。

章楠曰、此言陽明腑實脈證全具、而發熱汗

出多、則津液大泄、故當急下、遲則熱結愈甚、

必有昏厥之變、而津液乾枯、雖下不得通矣。

唐宗海曰、此節亦非悍氣只與上文蒸蒸發

熱者、節分輕重而已、陽明內主膏油外主肌

肉邪熱在肌肉中則蒸蒸發熱若汗出不多

其熱勢尚輕只如上文用調胃承氣湯足矣

此之汗出者爲熱太猛膏液恐其立竭故急

下之以瀉其燥熱之勢是只與上節分輕重

而亦無悍熱之說與蒸蒸發熱節皆在肌肉

膏油中此此不可不知者也

尤在涇曰發熱汗多者熱盛於内而津迫于

外此不下則熱不除不除則汗不止而陰乃

亡矣故宜急下然必有實滿之證而後可下

不然則是陽明白虎湯證宜清而不宜下矣

學者辨之

此條傷寒論輯義第二百五十九條

陽明病下之。心中懊憹而煩胃中有燥屎者可

攻腹微滿初頭鞕後必溏不可攻之。若有燥屎

者宜大承氣湯。

金鑑曰陽明病下之後。心中懊憹而煩者若

腹大滿不大便小便數知胃中未盡之燥屎

復鞕也乃可攻之。若腹微滿不可攻也誤攻

心變脹滿不能食飲水則噦等逆矣若果有

燥屎宜以大承氣湯下之

方有執曰可攻以上以轉失氣言懊憹痛恨

之意蓋藥力不足以勝病燥鞕欲行而不能

傷寒論卷五　　陽明下篇

故曰可攻言當更服湯以促之也腹微滿以

下以不轉失氣言頭鞕後溏裡熱輕也故曰

不可攻之言當止湯勿服也

、程知曰言有燥屎即可大攻下也下後心中

懊憹而煩音虛煩也當與梔子豉湯若胃有

燥屎則非虛煩故可攻瞋不甚滿則無必攻

之法有燥屎則非先鞕後溏者也故可攻又

曰便鞕與燥屎不同便鞕者大便實滿而鞕

燥屎者胃中宿食因胃熱而結為燥丸之屎

也故便鞕摘有用小承氣者若燥屎則無不

用芒硝之鹹寒也

徐大椿曰、此乃下之未盡、故有此實煩胃中
燥屎必別有現症、若僅微滿、則無燥屎、故不
可攻、

尤在涇曰、陽明下後、心中懊憹而煩、胃中有
燥屎者、與陽明下後、心中懊憹飢不能食者、
有別矣、彼為邪擾於上、此為熱實于中、此熱
實則可攻、故宜大承氣、若腹微滿、初頭鞕後
必溏者、熱而不實、邪未及結、則不可攻、攻之
必脹滿不能食也、

程郊倩曰、陽明病下之、承上條言、未得欲知
之法、輒用大承氣湯也、下之的當、邪應伏矣

陽明下篇

若心中懊憹而煩者此有二因又須斟酌其今

轉矢氣者有燥屎也只因燥屎去之未盡今

則欲行不行而攪作再用大承氣湯以協濟

前藥使燥屎下而攪煩解若腹微滿不轉矢

氣者此乃虛氣上逆而煩蒸由前未欲知之

誤也初鞕後溏攻之必不能食而欲水則噦

矣。無燥屎者不轉矢氣也祇屬梔子豉湯

證

柯琴曰下後心中懊憹而煩梔子豉證若腹

大滿不通是胃中燥屎上攻也若微滿猶是

梔子厚朴湯證

陳修園曰大承氣湯為陽明之攻藥然胃實

可攻胃虛不可攻陽明病既下之而熱邪乘

虛而內陷心中懊憹而煩絕似虛煩之梔子

豉湯證而審其胃中有燥屎者為邪不陷於

心而陷於胃如徒用梔子豉湯無濟於事不

可不攻若胃只微滿為中土內虛初頭硬後

必溏胃無燥屎不可攻之是則可攻不可攻

全憑燥屎之有無也若有燥屎者宜大承氣

湯。少腹按之輕而不拒按者無燥屎也小

腹硬而拒按者有燥屎也此辨證之提訣

魏荔彤曰前既以小承氣試之又懊憹而煩

胃中有燥屎明矣可用大承氣湯攻之勿疑

懊憹而煩為胃虚而不敢用以坐懼也

張璐曰以小承氣湯試其可下而用大承氣

湯下之矣若下後心中懊憹而煩為病在氣

分不解當察其所下多少或結或溏然後方

可定其可下不可下設先前所下初鞭後溏

雖腹微滿為表邪乘虚入裏之徵不可便下

須俟結定乃可攻之若先前所下純是燥屎

為下未盡即當再與大承氣湯以協濟前藥

急驅熱邪則煩滿立解矣

此條傷寒論辨義第二百四十四條

病人不大便五六日。繞臍痛煩躁發作有時者

此有燥屎故使不大便也

金鑑曰病人不大便五六日繞臍痛者是腸

胃中燥屎結無出路故繞臍痛也煩躁不攻則不

有時者是燥糞藏熱上攻則煩躁發作

煩躁故發作有時也不須以小承氣湯試之

直以大承氣湯下其燥屎大便利則自可愈

也

方有執曰病人謂亢有病之人而證犯如此

者則皆當如此治之此示人辨凡百胃實之

大旨也

、程應旄曰攻法必待有燥屎方不為誤攻所

以驗燥屎之法不可不慬無恃轉失氣之一

端此病人雖不大便五六日屎之燥與不燥

未可知也但繞臍痛則知腸胃乾屎無去路

瀶瀟在一處而作痛煩躁發作有時者因屎

氣攻動則煩躁發作又有時伏而不動亦不

燥煩而有繞臍痛者斷其不大便當無差矣

何大承氣湯之不可攻耶

、張路玉曰發作有時者邪熱攻擊燥屎上衝

也急宜大承氣湯下之無疑

、章楠曰以有燥屎而胃腑實故發作有時亦

百八九

如潮熱之類其繞臍痛尤為明證氣閉不通

則煩躁也故宜大承氣以下燥屎

徐大椿曰臍痛正在燥屎之位

柯琴曰發作有時是日晡潮熱之時。二陽

附臍故繞痛痛則不通矣

周揚俊曰不大便主繞臍痛邪已結也煩躁

發作有時遶攻脾也知屎巳燥而計其日

不過五六日也雖為時未久而屎燥則攻也

不言大承氣者承上條而言也

此條傷寒論輯義第二百四十五條

天下後六七日。不大便煩不解腹滿痛者此有

燥屎也所以然者本有宿食故也宜大承氣湯

，金鑑曰，此承上條，以明其治也，下之未盡也，仍

當下之，乃大下之後，六七日後，不大便，煩亦

不解腹仍滿痛者，此有燥屎下之，未盡也，所

以然者本有宿食故也，宜大承氣湯復下之

自愈也

，程知曰，大下之後，宜乎病解矣，乃復六七日

不大便，煩不解而腹滿痛，此必有燥屎未盡

而然，蓋宿食因熱復為之結鞭也

，舒詔曰，此證雖經大下，而宿燥隱匿未去，是

以大便復閉，熱邪未集，則煩不解，而復為滿

為痛也所言有宿食者即胃家實之互辭乃

正陽陽明之根因也若其人本有宿食下後

隱匿不去者固有此證且有三陰証胃中

隱匿宿燥溫散之後而傳實者乃為轉屬陽

明也予內弟桑者患腹痛作泄逾月不愈姜

附藥服過無數其人稟素虚善歧肉因自怡

強壯病中不卽飲食而釀胃實之變則大便

轉閉自汗出昏憒不省人事讝語狂亂心煩

暖滿舌胎焦黃乾燥開裂反通身水冷脈微

如絲寸脈更微殊為可慮予細察之見其聲

音熟大揚手擲足渴欲飲冷而且夜不寐恭

諸腹滿舌胎等證則胃實確無疑矣又察其

通身冰冷者厥熱元極格陰於外也脉微者

結熱阻截中焦紫氣不達於四肢也正所謂

陽極似陰之候宜急下之作大承氣湯一劑竟無

投之無效再投一劑又無效服至四劑竟無

效矣予因忖道此證原從三陰而來想有陰

邪未盡觀其寸脉其事著矣竟於大承氣湯

中加附子二錢以硬其陰使各行其用而共

成其功服一劑得大下寸脉即出往反大蹊

而知其陰巳去矣附子可以不用乃單投承

氣湯一劑病勢略殺復連進四劑其前計十

劑矣硝黃各服過半斤諸證以漸而愈可見

三陰寒證固有宿食轉屬陽明而成結燥者

有如是之可畏也

章楠曰大下後六七日不大便其人本元強

而津液傷也又煩而腹滿知其有宿食與邪

熱結成燥屎熱不得泄故煩宜大承氣湯以

下燥屎也

柯琴曰未病時本有宿食故雖大下之後仍

骯大實痛隨利減也

程應旄曰煩不解指大下後之證腹滿痛指

六七日不大便後之證從前宿食經大下而

傷寒從新　　　卷五十　　陽明下篇　　二百七　　愛徑盦藏

樓泊於迴腸曲折之處胃中尚有此故煩不

解久則宿食結成燥屎擋住去路新食之欄

穢總畜於腹故滿痛。下後亡津液亦能令

不大便然煩有解時腹滿不痛可聽

尤在涇曰。大下之後胃氣復實煩滿復增者

以其人本有宿食未去、邪氣復得而擾之也

不然下後胃虛豈得更與大下哉蓋陽明病

實則邪易聚而不傳虛則邪不得聚而傳是

以雖發潮熱而大便溏者、邪氣轉屬少陽為

胸脅滿不去雖經大下而有宿食者邪氣復

集胃中為不大便煩滿腹痛有燥屎而彼與

小柴胡此宜大承氣、一和、一下、天然不易之

法也

此條傷寒論輯義第二百四十七條

病人小便不利。大便乍難乍易、時有微熱喘冒

不能卧者有燥屎也。宜大承氣湯。

金鑑曰陽明病之人、小便自利、大便當鞕、小

便不利大便不鞕不鞕不在熱不熱

而左液之竭與、不竭也、今小便不利而大便

乍難乍易者、蓋熱將欲作結而液未竭也、有

時微熱者、熱入裡也、喘冒者、熱乘肺也、胃者熱

乘心也不能卧者熱併陽也、此皆一派熱結

傷寒指掌　陽明下篇　　　文成書屋藏

便鞕之徵神昏譫狂之漸雖無滿痛亦必有

燥屎宜大承氣湯下之自愈也

王三陽曰此證不宜妄動必以手揆之臍腹
有硬塊端冒不能卧方可攻之何必乍難乍
易故也

林瀾曰既微熱時作喘冒不能卧則有燥屎
巳的自宜下逐裏實為急妄可復以小便利
屎定硬始可攻之常法拘哉

汪琥曰此條病未經下而有燥屎乃醫人不
易識之症成無已云小便利則大便硬此有
燥屎乃理之常今病人小便不利大便乍難

乍易何以知其燥屎乍也蓋大實大滿之證則
前後便皆不通大便為燥屎壅塞其未堅結
者或有時而併出故乍易其極堅結者雖有
於大腸之中故乍難燥屎結積於下濁氣攻
衝於上以故時有微熱燥者熱伏於內不
得發淺也後條辨云濁氣乘於心肺故既胃
且喘也不得臥者胃有燥屎所擾即胃不和
則臥不安也凡此者皆是有燥屎之徵故云
宜大承氣湯

徐靈胎曰喘胃不臥燥屎現症宜大便有難
無易所以乍易者以小便不利之故燥屎不

法

以易便而去迎以上三條皆證明有燥屎之

周揚俊曰此證即用大承氣雖明眼不能無

疑然不必疑此本以陽明經證悉罷歸府而

遂移熱膀胱小便不利因而滲入大腸尚不

能潤而為利猶僅作難作易中有燥屎巳不

待言況時有微熱者熱勢有餘也喘冒不得

卧肯逆攻於脾上氣喘促陰液盡刻此苟於

是時而猶执先試後下之法不令膀胱愈涸

邪熱愈調哉

此條傷寒論輯義第二百四十八條

發汗不解腹滿痛者急下之宜大承氣湯

、金鑑曰發汗後表已解腹滿不痛者乃腹滿

時減減復如故之虛滿也當溫之厚朴生姜

半夏甘草人參湯證也今發汗後表不解腹

滿大痛者乃腹滿不減減不足言之實滿也、

當下之宜大承氣湯盖以裡急先攻裡後和

表也

、俞昌曰發汗不解而反腹中滿痛則邪不在

表而在裡亦惟有急下一法廢滿痛去而病

自解也

、方有執曰發汗不解者夾之過度也腹滿痛

一百二九

昔胃不和也急下者滿去則痛止也

徐靈胎曰不解二字必兼有陽明症加以腹

滿且痛則實邪有徵矣

柯琴曰表雖不解邪甚于裡急當救裡裡和

而表自解矣

程應旄曰發汗不解津液已經外奪腹滿痛

者胃熱遂爾迅攻邪陽盛實而瀰漫不急下

之熱盍裡燕糜爛速及腸胃矣陰虛不任陽

填也

此條傷寒論輯義第二百六十條

腹滿不減不減不足言當下之宜大承氣湯

喻昌曰減不足言四字形容腹滿如繪見滿

至十分即減去一二分不足殺其勢也此所

以縱有外邪未解而當下無疑耳

劉宏璧曰太陰無可下之法也設在經則各

經已無可下之理在藏則太陰尤無受下之

處桂枝加大黃湯安能無疑乎不知脾與胃

相表裡此太陽誤下太陰受邪適胃有宿食

則脾因胃之實而實亦即因太陽之邪而痛

矣既大滿大痛已成胃實又非此湯之所能

治故宜大承氣湯也

程應旄曰因邪勢盛實故雖下之而腹滿如

故即減去一二分算不得減下之不妨再下

雖不在急亦當減盡乃為真陰得復陽邪不

至再集耳

柯琴曰下後無變症則非妄下腹滿如故者

下之未盡耳故當更下之此

此條傷寒論輯義第二百六十一條

傷寒六七日目中不了了睛不和無表裡證大

便難身微熱者此為實也急下之宜大承氣湯

金鑑曰少陰病得之二三日口燥咽乾急下

之宜大承氣湯者乃因熱勢甚速消灼腎水

津液不能到咽故不必待其有可下之證而

急下之是下其熱以救將絕之水緩則腎水

乾竭陽必無依躁冒自焚而死也目中不了

了而睛和者陰證也睛不和者陽證也今傷

寒六七日目中不了了睛不和者是腎水為

胃陽所竭水既不能制火則火上熏於目而

眣子矇朧為之不了了此熱結神昏之漸

危惡之候也雖外無陽證惟身微熱內無滿

痛祗大便難亦為熱實故曰此為實也急以

大承氣湯下之瀉陽救陰以全未竭之水可

也睛不和者謂睛不活動也素問曰陽明主肉

方有執曰了了猶瞭瞭也

其脉俠鼻絡於目靈樞曰足陽明之正上循
咽出於口還繫目系合於陽明也又曰足陽
明之筋其支者上頸上俠口合於頄下結於
鼻上合於太陽太陽為目上綱陽明為目下
綱所以目中不了了睛不和知胃實也急下
者任脉循面入目督脉上繫兩目中央諸脉
皆屬於目而人之精神注焉是以宜急下也
喻昌曰此一條辨證最微細大便難則非久
秘裡證不急也身微熱則非大熱表證不急
此故曰無表裡證只可因是而驗其熱邪在
中耳熱邪在中亦不為急但其人目中不了

了睛不和則急矣以陽明之脈絡于目絡中

之邪且盛則在經之盛可知故惟有急下之

而巳○按少陰經有急下三法以救腎水一

本經水竭一本邪涌水一土邪凌水而陽明

經亦有急下三法以救津液一汗多津越於

外一腹滿津結於內一目睛不慧津枯於中

合兩經下法以觀病情生理恍覺身在冰壺

暢飲上池矣

張錫駒曰陽火亢極陰水欲枯故使目中不

了了而睛不和急下之所以抑亢極之陽火

而救垂絕之陰水也

陽明下篇

魏荔彤曰陽明燥屎應下胃實應下俱詳考

其脉證矣乃有表程無他證擱於陽明胃脉

所發見端倪處體認其證如傷寒六七日太

陽巳罷陽明巳成其目皆暗朦昧若隔雲霧

而不了了明白者此證名為睛不和此陽明

熱盛循經絡而發其皆朦之象以致睛失其

光此內熱盛而為實其機巳兆兼以大便鞕

而難身有微熱者則胃實巳真故曰此為實

此急下之宜大承氣湯

柯琴曰傷寒七日不愈陽邪入陰矣目不了

了目睛不和何以故身微熱是表証巳罷不

煩躁是裡證未見無表裡證也惟不大便為

內實斯兒濁邪上升陽氣閉塞下之而濁陰

出下竅清陽走上竅矣

程應旄曰日中不了了精不和者陰氣內奪

也

陳修園曰此證初看似不甚重至八九日必

死若過讀薛立齋張景岳書及老秀才多閱

八家慣走富貴門第者從中作主其死定矣

余所以不肯為無益之諍止合拊衣而去矣

唐宗海曰傷寒六七日邪熱已內合陽明當

身大熱大便當極鞕矣乃無陽明肌表之證

傷寒從新　卷五　　　陽明下篇

而身只微熱無陽明胃程之證而大便只微

難者似不甚重矣敦知其燥熱之氣從膜綱

縫隙中而上入腦髓直衝目象目中不了了

睛不和者是腦髓瞳神有立時敗壞之勢危

之極矣急宜釜底抽薪故當急下之此條熱

脂膈膜上衝腦海于犯神水有立刻神亡之

懼是其燥熱甚重且勢危也故當急下內經

言胃絡上通於腦西醫言腦氣筋多繫於胃

然言絡言筋實皆從膈膜而上通故原文無

表裡證句明明指出左膜綱縫中也

此條傷寒論輯義第二百五十八條

一百九四

〇少陽陽明府證第四

陽明病本自汗出醫更重發汗病已差尚微煩

不了了者此大便必鞕故也以亡津液胃中乾

燥故令大便鞕當問其小便日幾行若本小便

日三四行今日再行故知大便不久出今為小

便數少以津液當還入胃中故知不久必大便

也

金鑑曰陽明病本應自汗出醫誤以為風邪

更重發汗病已差尚微煩不了了者此大便

必鞕故也然無或滿或痛之苦者以重汗亡

津胃中乾燥故大便鞕本無宿食也則當問

傷寒從新　卷之三　陽明下篇

其小便日幾行若本一日三四行今日祇再

行可知大便不久則出蓋小便數少則津液

當還胃中故知不久必大便自出不須藥迫

方有執曰水穀入胃其精者為津液粗者成

楂滓水精滲出腸胃之外清者為津液濁者

外而為汗下而為小便故汗與小便過多者

皆能奪乎津液所以楂滓之為大便者乾燥

結硬而難出也然二便者水穀分行之道路

此通則彼塞此塞則彼通小便出少則津液

還傳胃中必大便潤而自出也

柯琴曰治病必求其本胃者津液之本此汗

與溲皆本於津液本自汗出本小便利其人
胃家之津液本多、仲景提出亡津液句為世
之不惜津液者告之、病差指身熱汗出言煩
即惡熱之謂煩而微知惡熱將自罷以尚不
了了故大便鞕耳數少即再行之謂大便鞕
小便少皆因胃亡津液所致不是陽盛於裡
也因胃中乾燥則飲入于胃不能上輸于肺
通調水道下輸膀胱故小便及少而遊溢之
氣尚能輸精於脾津液相成還歸于胃胃氣
因和則大便自出更無用導法矣以此見津
液素盛者雖亡津液而津液終自還正以見

胃家實者每躊躇顧慮示人以勿妄下與勿

妄汗也歷舉治法脉遅不可攻心下滿不可

攻嘔家不可攻小便自利與小便數少不可

攻總見胃家實不是可攻證

尤在涇曰陽明病不大便有熱結與津竭兩

端熱結者可以寒下可以醎軟津竭者必津

回燥釋而後便可行也兹已汗復汗重亡津

液胃燥便硬是當求之津液而不可復行攻

逐也小便本多而今數少則肺中所有之水

精不直輸於膀胱而還入于胃府於是燥者

得潤硬者得軟結者得通故曰不久必大便

出而不可攻之意隱然言外矣

、程應旄曰汗與小便皆胃汁所釀盛于外者

必竭于中凡陽明病必多汗及小便利必大

便鞕者職此重發陽明汗必併病之陽明也

所以病雖差尚微煩不了了所以然者大便

鞕故也大便鞕者亡津液胃中乾燥故也此

由胃氣失潤非關病邪胃無邪摶津液當自

復故第問其小便日幾行耳本小便日三四

行指重發汗時言今日再行指尚微煩不了

了時言觀一尚字知未差前病尚多今微利

此未脫然耳故祇須靜以俟津液之自還蓋

攻之一字與病相當是奪燥氣以還津液稍

不相當即是奪津液以增燥氣故知燥氣者

邪燥胃燥之不同若二燥俱未全而誤以攻

法則淋漓生寒陰邪來犯害益難言矣

章楠曰陽明病本不惡寒而自汗出者其程

熱已盛若渴者當用白虎湯也既已自汗更

重發汗邪雖解而汗過多傷津液故大便難

也便鞕氣閉故微煩不能了了清卖教人靜

養勿治俟津液還入胃中必大便出而愈蓋

三焦包胃府之外水由三焦而行則為小便

小便少則水帰胃臍而大便潤矣世俗見大

一百
五九

便多日不解不明虛實妄用攻瀉殺人多矣

此條傷寒論輯義第二百十二條

太陽病若吐若下若發汗微煩小便數大便因

鞕者與小承氣湯和之愈

金鑑曰太陽病若吐若下若發汗後不解入

裡徵煩者乃梔子豉湯證也今小便數大便

因鞕是津液下奪也當與小承氣湯和之以

其結熱未甚入裡未深也

喻昌曰微煩小便數大便因鞕皆是邪漸入

裡之機故用小承氣湯和之

程應旄曰吐下汗後而見煩證徵之於大便

鞕固非虛煩者比然煩既微而小便數當由

胃家失潤燥氣客之使然胃雖實非大實也

以小承氣湯取其和也非大攻也

柯琴曰此亦太陽之壞病轉屬陽明者也微

煩小便數大便尚不當硬因妄治亡津液而

硬也用小承氣和之潤其燥也此見小承氣

亦和劑不是下劑

徐大椿曰因字當着眼大便之鞕由小便數

之所致蓋吐下汗已傷津液而又小便太多

故爾微鞕非實邪也

陳脩園曰此總論發汗吐下後皆可以轉屬

於陽明也

傷寒四五日脈沉而喘滿沉為在裏而反發其

汗津液越出大便為難表虛裏實久則讝語

金鑑曰傷寒四五日入裏之時也脈沉而喘

滿乃為在裏之喘滿而反發其汗津液越出

則表虛也汗出胃乾大便為難則裏實也久

則胃熱熾盛必發讝語也

方有執曰越出謂狂道而出也

尤在涇曰脈沉病在裏也喘滿因滿而為喘

病之實也傷寒四五日病在裏而成實法當

攻裏而反發其汗津液外亡腸胃內燥大便

為難、所必然矣表虛裡實亦即表和裡病之

意久則讝語者熱氣乘虛必歸陽明而成胃

實也

、柯琴曰喘而胸滿者為脈滿證然必脈浮者

病在表、可發汗今脈沉為在裡則喘滿屬乎

裡矣反攻其表則表虛故津液大泄喘而滿

者滿而實也、因摶歸陽明此善語所由來也

宜少與調胃汗出為表虛然是陪話歸重只

在裡實

、舒詔曰脉沉而喘滿則知為陽明宿燥阻澀

濁氣上干而然也故曰沉在裡明非表也而

一百
六九

反發其汗則津越便难而成實矣至久則讝
語者自宜大承氣湯此因奪液而成燥者原
非大熱入胃者此故仲景不出方尚有徼甚
之斟酌耳

章楠曰邪已入裡故脉沉而喘急腹滿反發
其汗津液越出使重其表内熱更甚而發讝
語矣

張璐曰燥結讝語頗似大承氣證此以過汗
傷津液而不致大實大滿腹痛止宜小承氣
為允當耳

陽明病其人多汗以津液外出胃中燥大便必

鞕鞕則讝語。小承氣湯主之若一服讝語止更

莫復服

、金鑑曰此詳上條以明其治也陽明病其人
多汗以津液外出胃中乾燥大便必鞕久則
讝語宜以小承氣湯主之若一服利讝語止
慎不可更服也

、張璐曰多汗讝語下讝急也以其人汗出既
多津液外耗故不宜大下但當略與小承氣

治和其胃氣讝語自止若過服反傷津液也

、沈明宗曰此汗多胃燥非同實治也

、柯琴曰陽明主津液所生病故陽明病多汗

多汗是胃燥之因便硬是譫語之根一服譫
語止大便難未利而胃濡可知矣
尤在涇曰汗生於津津液資於穀氣故陽
明多汗則津液外出也津液出於陽明而陽
明亦藉養於津液故陽明多汗則胃中無液
而燥也胃燥則大便鞕大便鞕則譫語是宜
小承氣湯以和胃而去實若一服譫語止更
莫復者以津液先亡不欲多下以竭其陰亦
如上條之意也
徐大椿曰譫語由便鞕便鞕由胃燥胃燥由
汗出津液少層層相因病情顯著

此條傷寒論輯義第二百廿二條

發汗多若重發汗者亡其陽譫語脈短者死脈

自和者不死

金鑑曰太陽病發汗過多不解又復重發汗

以致氣液兩亡熱邪乘燥傳入陽明而生譫

語譫語者胃熱陽也脈短者氣衰陰也陽病

見陰脈為陰勝於陽故死也若脈不短為陰

陽自和故不死也

陽自和故不死也

汪琥曰譫語者脈當大實或洪滑為自和者

言脈與病不相背也病雖甚不死若譫語脈

短為邪熱盛正氣衰乃陽證見陰脈也無法

喻昌曰方註以此為太陽經脫簡不知太陽
經無譫語之例必曰久而兼陽明少陽方有
譫語故此言太陽經得病時發汗過多及傳
陽明時重發其汗因有此陽而譫語之一證
也亡陽之人所存者陰氣耳故神魂不定而
妄見妄聞與熱乘心之候不同脈短則陰定
陽不附脈和則陰陽不離其生死但憑脈定
耳其脈既短妄問藥之長哉門人問亡陽
而譫語四逆湯可用手答曰不言方而子欲
言之喝不詳之仲景耶蓋亡陽固必急回其
陽然邪傳陽明胃熱之熾吞津液之竭吞裡

證之實否俱不可知設不辨悉欲回其陽先

竭其陰竟何益哉此仲景不言藥乃其所以

聖也然得子此問而仲景之妙議愈彰矣

、舒詔曰拔亡陽陽字有惧應是陰字何也病

在少陰汗多則亡陽病在陽明汗多則亡陰

蓋陽明中篇皆陽旺胃實之證但能亡陰不

得亡陽。又按汗多亡陽亦不盡然蓋陽虛

汗多則亡陽其陽盛者汗多則亡陰陽明熱

越之證胃中津液隨汗而盡越于外而汗出

不止法當急除其熱以救津液少緩則陰亡

可見汗多亦亡陰至于下多亡陰之說更不

然其正陽陽明諸條急下之法皆為救陰尖

下則陰亡若三陰裡寒諸症懼下則陽根立

劇而死安得謂之亡陰乎于理大謬兹併辨

之

、柯琴曰上條論譫語之由此條論譫語之脉

亡陽即津液越出之互辭心之液為陽之汗

脉者血之府也心主血脉汗多則津液脫榮

血虛故脉短是榮衛不行脈瞅不通則死矣

此詀語而脉自和者雖津液妄泄而不甚脫

一惟胃實而榮衛通調是脉有胃氣故不死

此下歷言譫語不因于胃者

陽明下篇

尤在涇曰譫語為邪之盛脈短為氣之少病
盛勝藏故死脈自和者邪氣雖盛而正氣猶
足相持故得不死

方有執曰汗本血之液陽亡則陰亦虧脈者
血之氣進路短則其道窮矣故亦無法可治
而主死也和則病雖劇而血氣則未竭故知
生可回也

程應旄曰重發汗而亡其陽陽神無主故譫
語脈短者死陰來促陽也脈和者不死陽絕
于裡而氣猶未脫也以誤汗而成譫語即有
短脈之死若懊汗譫語斷無和脈之不死可

一百

八九

知此脉之虚寔宜辨也。和字對短字言猶

未失陽明之長大脉也不死者尚以小承氣

下之若一服讝語止莫服、

章楠曰經曰奪血者無汗奪汗者無血是汗

與血出於一源也重發汗而亡其陽津其榮

血亦竭矣心無血養邪熱擾乱而讝語其脉

短者生氣不能接續故死若脉和者本元未

敗猶可治之而不死也

此條傷寒論辨義第二百二十條

夫寔則讝語虚則鄭聲鄭聲重語也

金鑑曰讝語一證有虚實實則讝語陽明

熱甚上乘於心亂言無次其聲高朗邪氣實

也虛則鄭聲精神衰乏不能自盡語言重複

其聲微短正氣虛也

戴元禮曰譫語屬陽鄭聲屬陰經曰實則譫

語虛則鄭聲譫語者顛倒錯亂言出無倫常

對空獨語如見鬼狀鄭聲者鄭重頻頻語雖

謬而諄諄不已耆年人遇事則譫語不休以

陽氣虛不精明也此譫語鄭聲虛實之所以

不同也二者本不难辨但陽盛裡實與陰盛

格陽皆脈錯語須以他證別之隨證施治可

也

妻全善曰、余用參芪歸朮等劑治讝語得愈
著甚多、豈可不分虛實、一概用黃連解毒大
小承氣等湯以治之乎、金鑑注曰其所云

亦鄭聲也

張錫駒曰實則讝語者陽明燥熱甚、而神昏
氣亂故不避親疎妄言罵詈也虛則鄭聲者
神氣虛而不能自主故聲音不正而語言重
複也

程應旄曰潮熱讝語雖鞕可下則前條所云
讝語發潮熱脉滑而疾者獨非其證乎何以
一誤於小承氣即為難治此則虛實二字不

可不講也緣潮熱一證自有表裡之分尚易
辨別若兼讝語有大實亦有大虛實者證與
脉俱實其發則名讝語虛者證雖實而脉豈
其發則名鄭聲與讝語無異以亂雅得
名耳其實鄭聲即讝語之複辭也疑似之間
氣難顯然必從脉證合叅之可下不可下只
在虛實二字取決又不必泥定有燥屎無燥
屎也以後只言讝語不言鄭聲欲人于虛實
内辨讝語即于讝語内辨鄭聲聲語間無甚
岐異也
柯琴曰同一讝語而有虛實之分邪氣盛則

實言雖妄誕與發狂不同有壯嚴狀名曰讝

語正氣奪則虛必目見鬼神故鄭重其語有

求生求救之狀名曰鄭聲此即從讝語中分

出以明讝語有不因胃實而發者更釋以重

語二字見鄭重之謂而非鄭重之音也若造

字出于喉中與語多重複叮嚀者不休等義

誰不知其虛仲景烏庸辨

吳綬曰夫都鄭聲乃因內虛正氣將脫而言

皆不足之貌如手足并冷脈息沉細口鼻氣

息短少所說言語輕微無力氣少難以應息

者皆元氣將脫也或呃忒不止神昏氣促不

力矣发得謂之虛乎

真氣盡奪之象非聲出鄭重也若重濁則有

周揚俊曰重語者字句重疊不能轉出下語

讝語之聲雄氣粗身輕惡熱迴別也

說了又說細語呢喃聲低息短身重惡寒與

李子膝天曰重字讀平聲重語當是綮綮叨叨

白湯倍人參主之

濃煎人參徐徐與之或未可用附子者以三

氣丹黑錫丹兼進一二服以助其真氣也或

細而微者急以附子湯倍人參主之或以接

知人事者死或氣息不促手足頓溫其脉沉

唐宗海曰聲音出於腎成於肺而其辨言語
者則出於心心欲言而舌動音出遂成詞句
心氣實則神煩亂而言語重復故為譫語心
氣虛則神顛倒而言語多妄故為譫語
當攻鼻聲不當攻譫語多生兼鼻聲則多死
故下文言譫語而直視喘滿者下利者死則
譫語而兼鼻聲亦在死之例矣細玩文法意
見言外又陽病所以譫語者胃絡上通於心
燥火相併而神明被其焚憂故煩妄多言至
於見鬼則又心血結而為死魄心肝之神魂
自見此死魄故如鬼狀血室中血結亦脈如

一百
九九

見鬼狀陽胃中燥屎亦死魄之類故皆能如

見鬼狀譫語見鬼不見鬼又可知其故矣

錢璜曰端則瞳中迴促而氣不接滿則傳化

不通而胃氣絕故死

此條傷寒論輯義第二百十九條

直視譫語喘滿者死。下利者亦死

金鑑曰此條下利譫語者死要知譫語不死

於下利而死於直視譫語者死直視者精不注乎目

也譫語者神不守乎心也已屬惡候加之喘

滿陽上脫也故曰死下利陰下脫也故曰亦

死也

方有執曰直視精不榮於目也譫語神不主
乎心也喘則陽爭於上利則陰爭於下胃中
土也陰陽爭奪於上下而中氣不守故無法
可治而皆主死也
舒詔曰直視一證亦有陰陽之分若陽明胃
實火亢水竭外見口臭惡熱等證最患直視
直視者睛水垂絕之徵也法當急奪其土以
救腎水其少陰中寒真陽埋沒津液不上騰
而直視者津不榮目也外見身重惡寒等證
此則不患水絕最患亡陽法當補火殖土以
回其陽

、周楊俊曰披陽明證本無少陰也今直視、則

腎氣垂絶矣因少陽邪盛汲取無休水氣不

榮故為直視加之土實熱熾復見尅賊故讝

語喘滿肺亦將盡不亡何待若下利者或邪

氣裡盛協熱為泄瀉者有之或曾経大下証変

虛寒者有之此又申中州不守土氣垂盡之

候當亦不久而死也此因以直視為主、一言

胃實一言土衰皆主死也

俞昌曰盖讝語者心火亢極也加以直視則

腎水垂絶心火愈無制故主死

、尤在涇曰直視讝語為陰竭熱盛之候此為

邪氣日損或陰氣得守猶或可治若喘滿則

邪內盛或下利則陰內泄皆死證也

程應旄曰辨讝語者須辨其無證有如直視

讝語人皆以為陽熱證矣然而神散則亂亦

令直視無讝語而見加以喘滿者必從誤汗

得來故氣從上脫而先加以下利者必從下

脫而亦死此證之虛實宜辨也。○直視讝語

尚非死證即帶微喘尚有脈弦者生一條惟

兼喘滿兼下利則真氣脫而難回矣

章楠曰直視喘滿肝腎氣絕直視下利脾腎

氣絕雖無讝語亦死也

傷寒從新　卷五　　陽明下篇

柯琴曰此條言死證蓋讝語本胃實而不是

死證若讝語而一見虛脉虛證則是死證而

非胃家實矣藏府之精氣皆上注于目目不

轉睛不識人藏府之氣絕矣喘滿見于未汗

之前為裡實見于讝語之時是肺氣已敗呼

吸不利故喘而不休脾家大虛不能為胃行

其津液故滿而不運若下利不止是倉廩不

藏門戶不要也與大便難而讝語者天淵矣

此條傷寒論輯義第二百十九條

傷寒後脉沉沉者內實也下解之宜大柴胡湯

金鑑曰傷寒後不解脉沉沉而有力者內實

也宜以下解然其人必午後小有潮熱故取
大柴胡兩解之也

周揚俊曰脉沉而云內實必沉而有力矣然
特設大柴胡者恐有陽邪下陷之虞也用本
湯則下中有升解中有發故申曰下解之聖

人慎審如此也

張璐曰詳此條既曰傷寒後必是傳過三陽
因汗下太過傷其津液所以脉沉而見內實
證然兄其脉雖沉實而兼見弦緊或大熱雖
去時有微熱不除故主此湯以盡少陽陽明
內伏之餘邪設見沉實滑數表證絕無者又

二百一

屬承氣證矣

大柴胡湯方見少陽篇

陰也可以下之宜大柴胡湯 金鑑作大承氣湯

脉双弦而遲者必心下鞕脉大而緊者陽中有

金鑑曰双弦謂左關與右關皆見弦脉也左

關脉弦肝本脉也右關脉弦木刑土也弦者

飲也遲者寒也心下鞕者是肝邪挾寒飲而

傷胃故不可下乃生姜瀉心湯證也若脉大

按之緊是陽有餘而陰亦實也乃有餘之鞕

非胃傷者此故可下之宜大承氣湯也

方有執曰双弦謂左右皆然也弦則為陰遲

則爲寒心下鞕者謂客寒結滯於膈也大爲

陽虛緊爲陰勝陽以府言陰以寒言謂陰寒

之邪內實於胃府也

張璐曰前條脉沉者宜下則以大柴胡解之

此條上言脉双弦而遲爲寒飲內結次言脉

大而緊爲寒邪曾伏陽中伏有陰邪並可

以下合用大柴胡無疑不言當下而曰可以

下之不言主之而曰宜者以双弦而遲似乎

寒證至大而緊又與浮緊不殊以其心下鞕

故云可下與脉浮而大心下反鞕有熱屬藏

者攻之同倒世本俱作宜大承氣湯傳寫之

二百二

誤也。大柴胡方中有半夏生姜之辛溫，以滌
飲散寒，故可以治陽中伏匿之陰邪若大承
氣純屬苦寒，徒伐中土之冲和，則痞結下利
之變始所必至也

陽明病自汗出若發汗。小便自利者。此為津液
內竭雖鞕不可攻之。當須自欲大便宜蜜煎導
而通之若土瓜根。及大豬胆汁。皆可為導
、金匱曰、陽明病自汗出或發汗、小便自利者
、此為津液內竭雖大便鞕、而無滿痛之苦不
可攻之。當待津液還胃自欲大便燥屎巳至
直腸難出肛门之時、則用蜜煎潤竅滲燥導

而利之或土瓜根宣氣通燥或豬膽汁清熱

潤燥皆可為引導法擇而用之可也

○成無已曰津液內竭腸胃乾燥大便因鞕此

非結熱故不可攻宜以潤藥外治而導引之

○張璐曰凡係多汗傷津及屢經汗下不解或

尺中脉遲弱元氣素虛之人當攻而不可攻者

並宜導法

○程應旄曰小便自利者津液未還入胃中津

液內竭而鞕故自欲大便但苦不黻出耳須

其有此光景時方可従外導法漬潤其腸腸

潤則水流就濕津液自帰而還胃故不但大

便通而小便亦從內轉矣審與土瓜根大猪

膽汁皆可者勢因其便、無煩难也二傧總無

胃熱證故雖小承氣調胃承氣俱在所禁

、柯琴曰本自汗更候汗則上焦之液已外竭

小便自利則下焦之液又内竭胃中津液兩

竭大便之鞕可知雖鞕而小便自利是内實

而非内熱矣盖陽明之實不患在燥而患在

熱此内既無熱只須外潤其燥耳連用三自

字見胃實而無變證者當任其自然而不可

妄治更當探其苦欲之病情于欲大便時因

其勢而利導之、不欲便者宜靜以俟之矣此

何以故盖胃家實固是病根亦是其人命根

禁攻其實者先慮其虛耳

舒詔曰津液內竭而成鞕者非不可攻正不

可攻也其所以不必攻者以未見實滿諸證

不過便鞕而巳也

章楠曰便不得通腹中脹悶可用潤導之法

以通之若無脹悶當津液俟其自通不必導

之也

此條傷寒論輯義第二百三十九條

蜜煎方

食蜜 七合。成本玉函千金方死食字

傷寒從新　卷二　陽明下篇

右一味於銅器內微火煎當須岌如飴狀攪
之勿令焦著欲可丸併手捻作挺令頭銳大
如指長二寸許當熱時急作冷則硬以內穀
道中以手急抱欲大便時乃去之疑非仲景
意巳試甚良　內臺方用蜜五合煎凝時加
皂角末五錢蘸捻作挺以猪膽汁或油潤穀
道內之
一王肯堂曰凡係多汗傷津及屢經汗下不籍
或尺中脉遲弱元氣素虛人當攻下而不可
攻者並宜導法但須分津液枯者用蜜道末熱
邪盛者用猪膽蓴湿熱疫飲固結姜汁麻油

浸栝蔞根導惟下膀胱水者導之無益非大
承氣峻攻不效以實結在內而不在下也至
於陰結便閉者宜於蜜導中加姜汁生附子
求或削陳醬姜導之此補仲景之未逮也
周揚俊曰聖人立下法至大柴胡柴胡芒硝
二湯內顧人之病情輕而且活可謂至矣然
藥力所過未有不削人元氣者也假使邪在
下焦所結甚微而發汗利小便巳多津液巳
耗欲改不可津回且难爾時不立導之之法
計無善著於是審其腸枯者用蜜熱結者用
胆一取其润一取其寒也總以人之生死攸關

乎元氣故愛護之心無所不至奈何粗工率

意妄投視人命如草芥乎

猪膽汁方

大猪胆一枚瀉汁和法醋少許以灌竅道

內如一食頃當大便出宿食惡物甚效

內臺方不用醋以小竹管插入胆口卽一

頭用油潤內入穀道中以手將膽捻之其

汁自入內此方用之甚便

土瓜根方缺

拔土瓜即俗名赤電也肘後方治大便不

通探根搗汁用筒吹入肛門內此與上猪

膽汁方同義內臺方用上尿根削如挺內
入穀道中誤矣蓋蜜挺入穀道能熔化而
潤大便土尿根不能熔化如削挺用之恐
失仲景製方之義

此三方傷寒論輯義在二百廿九條

《宿病禁下證第五》

咽中閉塞不可下。下之則上輕下重水漿不下
卧則欲踡身急痛下利日數十行
金鑑曰咽中閉塞燥乾腫痛者少陽陽邪也不
宜下之今不燥乾不腫痛者少陰陰邪也不
可下下之則陽愈衰陰愈盛故曰上輕下重

也水漿不入、臥欲踡身急痛下利日數十行

中外陽虛也

張璐曰言初病咽乾閉塞以其人少陰之真

陽素虧故汗下俱禁若下之、則少陰逼寒澘

症蜂起矣

程應旄曰腎邪上逆故有咽中閉塞之證下

之陽氣益虛陰氣益甚故有上輕下重等證

周揚俊曰咽中閉塞由無津液也而咽實係

於少陰初病得此少陰陰精素虛設不知而

下之、則陰益亡、而下重因下重而見上輕也

水滴不入愈閉塞也將一一顯少陰之本證

也

章楠曰咽中閉塞者脾腎陽虛津氣不升也

下之其氣更傷而下墜則上輕下重不能舉

赤也胸胃無陽敷布則更閉塞水漿不能下

矣四肢營衛陽氣不周卧則欲踡而身拘急

疾痛也脾腎氣不固攝則下利日數十行此

頌四逆真武等法以救之也

此條傷寒論輯義無有軒岐了傷寒集注亦無

有傷寒貫珠亦無

諸外實者不可下。下之則發微熱亡脈厥者當

臍握熱

陽明下篇

金鑑曰諸外實者裡必虛即有不大便無所

苦之裡亦不可下若下之外發之熱雖微內

虛之寒則盛若無脈而厥當臍握熱始暖亦

寒之甚也

方有執曰諸外實指一切之邪在表而言也

發微熱邪入裡也無脈陽內陷也

程知曰下之則表邪內陷外不熱而內發微

熱也其亡脈而厥者則寒氣內深惟當臍一

握熱耳

張璐曰諸外實者為表熱裡寒下之則表邪

內陷客於下焦故脈伏不至四肢厥逆但當

臍一片掣引而煩熱不甯也

周揚俊曰表證全在故曰外實外實者身必

大熱今候下而曰微熱者謂熱已內陷外發

者無幾也邪熱內入反致脈伏當臍硬掣熱遂

令四逆不亦危乎此在結胸與痞協熱清血

之外又有此種變證也

章虛谷曰諸外實者或衛實營虛或營衛臟

腑虛此言素來稟体有盛於表而虛於裡者

下之更虛其裡則無脈而厥矣蓋脈根於裡

者也其外實之陽浮越而身發微熱其內存

之陽僅有當臍一握之熱良以當臍為命蒂

二百五

其陽之不絕如縷因而噤氣不能接續則無

脉而厥也

此條傷寒論輯義及柯琴傷寒來蘇集無有

諸虛者不可下。下之則大渴求水者易愈惡水

者劇

金鑑曰虛者下之是為重虛陰津消亡自然

大渴具求水者陽氣猶存故易愈若惡水者

陽氣已絕則難愈矣

程應旄曰諸虛者陽津陰液必有所亡故下

之則大渴求水者亡陰惡水者亡陽故有愈

劇之分觀此知仲聖慮誤下之助陰甚於慮

二百六

誤下之亡陰矣

一、章楠曰虛而下之、邪熱未除元氣反陷不能

生津則大渴求水者陽欝不升澤之易愈惡

水而又渴者胃陽巳敗故劇也

周揚俊曰陰虛者真陽亦虛求水者陽存惡

水者陽衰也

此條輯義來蘇貫珠並無

脈數者不可下、下之則必煩利不止

金鑑曰脈數者謂久數不止有熱之人也若

脈數動時一止熱仍不退是邪氣結正氣不

能復正氣結於藏邪氣浮於外故也脈雖數

促不可下也若誤下之則邪熱乘虛入裡必

煩利不止也

章楠曰邪入於腑脈當沉實其數者邪尚浮

動未曾結實下之則浮動之邪內並而心煩

亢氣下臨則利不止也

周揚俊曰樓脈經云數則乘腑乘字最妙於

此可悟蓋大法用下於腑府結定之後而非

下於臟驅將入之時也況數則熱勢方張乘

虛而陷必不復結徒作協熱利而不能已耳

故凡浮數脈而證未急脈不實大者楠是欲

入未盡之候所當急與表藥引邪外出是攻

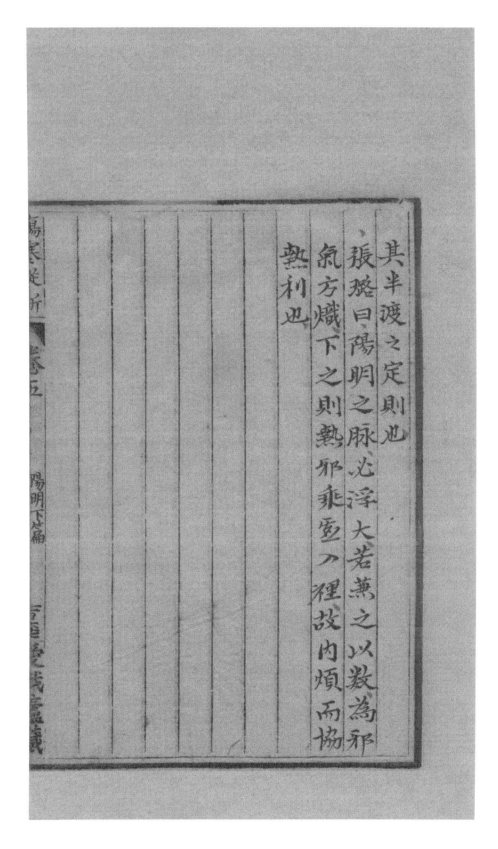

其半渡之定則也

、張璐曰陽明之脈、必浮大若薰之以數為邪

氣方熾下之則熱邪乘虛入裡故內煩而協

熱利也

傷寒足折一　　卷五　　　陽明下篇

傷寒從新卷五終

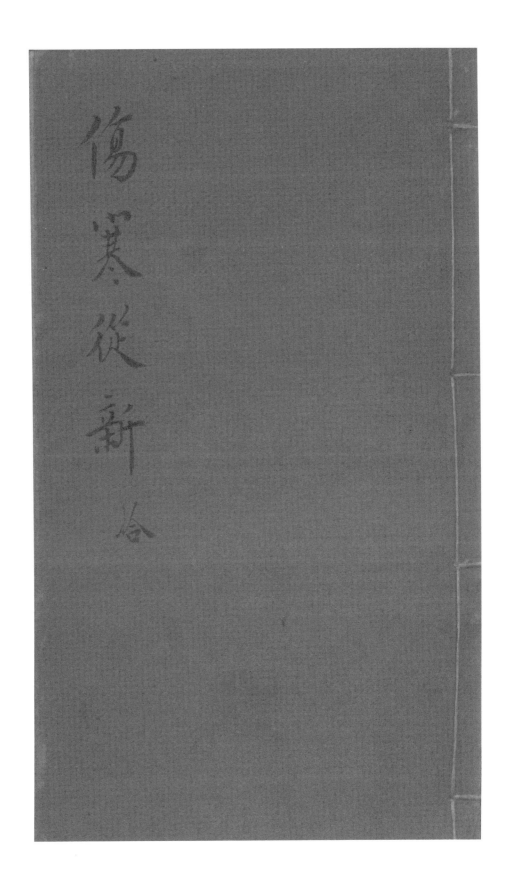

傷寒從新卷六

漢張機原文

寓菩溪王少峰輯學

受業　張子菴校字

正少陽古法

少陽新法

少陽陽明 新法

少陽太陰 又

少陽少陰 又

少陽厥陰 又

○ 統論少陽經大意

統論少陽經大意

張路玉曰少陽證統而言之邪居表裡之

間析而言之亦有在經在府之分然其治

總不越小柴胡隨證加減為權衡謂其能

於本經中鼓舞胃氣升蕆其邪於上也盖

少陽爲樞職司開闔而轉運其樞者全賴

胃氣充滿則開闔有權其邪不敢內犯胃

氣不振則開闔廢弛邪得出入無禁矣是

少陽所主實不重在胃氣乎

金鑑曰少陽主春其氣半出地外半在地

中人身之氣亦如之故主半表半裡也半

表者謂在外之太陽也半裡者謂在內之

太陰也邪入其間陰陽相移寒熱交作邪

正相持進退互拒此際汗吐下三法俱在

所禁故立小柴胡湯和解法加減施治然

小柴胡加減法中又有口不渴身有微熱

者加桂枝以取汗及下後胸脇滿微結小

便不利渴而不嘔頭汗出往來寒熱者用

柴胡桂枝乾薑湯汗之又有柴胡證具而

反下之心下滿而鞕痛者此為結胸也大

陷胸湯主之及柴胡證仍在者先與小柴

胡湯嘔不止心下急欝欝微煩者為未解

迺與大柴胡湯下之更有本柴胡證醫以

丸藥下之微利胸脇滿而嘔日晡潮熱者

小柴胡加芒硝湯下之等法是仲景亦有

汗下之法惟在臨證詳察因病施治不可

執一也

、吳坤安曰、經云冬傷於寒春必病溫夏必
病熱、又曰冬不藏精春必病溫、故凡腎虛
多慾之人、寒邪乘間而伏於少陰、久則寒
化為熱、至春陽氣升發新邪引動而發於
少陽者為溫病、至夏陽氣大泄、新邪外觸
而發於陽明者為熱病、然溫熱之症、四時
俱有伏氣內發而病者、如冬月伏寒夏月
伏暑、再感新邪而發者、是也、有時邪外觸
而病者、如秋應涼、而反熱冬應寒、而反溫
感其氣、而即病者、是也、辯症之法、凡見純
熱無寒、而口渴者、即是溫熱、非傷寒也、但

看舌胎白黃而燥者乃陽明見象陽

燥者乃少陽見象陽明見象純紅而

陽宜顧肝腎之液前陽明宜存肺胃之津少

之槩兹專以少陽溫病為主而兼以手三

陰為治焉

傷寒指掌曰撥少陽屬半表半裡故仲景

以口苦咽乾目眩為一經主病盖膽屬木

而少陽為相火此皆木火上炎之證已誅

傷寒雜症而言闕少陽篇內或言傷寒或

言中風或言併病或言搏屬本無一定若

执定從太陽陽明傳入不盧痴人說梦头

王肯堂曰少陽經治法雖悉屬和解然有

誤汗讝語屬胃一證宜調胃下之少陽雖

無汗解之法然有小柴胡加姜桂者亦溫

解徹汗之意又以經本證胸脇痛耳聾寒

熱往來乾嘔或嘔苦水宜小柴胡湯和解

之倘不解者郤宜大柴胡湯下之若胸脇

多病瓜蒂散散吐之斯仲景之微旨也

周揚俊曰少陽經上膈貫心以上挾咽出

頤頷中散於面其支者從耳後入耳中出

耳前其支者下胸中貫膈循脇裡過季脇

尺寸俱弦者少陽受病也當三四日發以

其脈循脅絡於耳故胸脅痛而耳聾

、尤在涇曰少陽居表裡之間當肓膜之處

外不及於皮膚內不及於藏府汗之而不

從表出下之而不從裡出故有汗吐下之

戒而惟小柴胡一方和解表裡為少陽正

治之法其次則有和解而兼汗下之法謂

證兼太陽之表則宜兼汗或証兼陽明之

裡則宜兼下如柴胡加桂枝湯柴胡加芒

硝湯大柴胡湯柴胡桂枝湯等方是也夫

有汗下之禁而或汗之或下之此少陽權

變法也

程應旄曰少陽在六經典開闔之樞機出
則陽入則陰臟守最重非若他經之於表
裡截然不相管攝也以陽木而其風火之
体凡客邪侵到其界裡氣轍從而中起故
云半表半裡之邪半表者指經中所到之
風寒而言所云往來寒熱胷脇苦滿等是
也半裡者指膽府而言所云口苦咽乾目
眩是也表為寒裡為熱寒熱互拒所以有
和解一法既以柴胡解少陽在經之表寒
黃芩和少陽在腑之裡熱尤恐陽神退而
裡氣虛陰邪乘虚而越故以薑棗人參預

壯其裡氣三陽為盡而三陰不受邪方成
妙算觀其首條所揭口苦咽乾目眩之證
終總不一露要知終篇無一條不具有首
條之證也有首條之證而無一二表證不
柴胡湯方可用無首條之證及小柴胡府熱未
寒熱等及或有之證用及小柴胡府熱未
其而裡氣預被寒侵是為開門揖盜矣蓋
裡氣虛則萬不能禦表迎識透此訣方可
讀仲景少陽篇之論與夫條中之所示之
所禁之所加減而為從表徙裡及一切斟
酌之法不然汗吐下之所禁未必犯及而

先犯及本方之黃芩迨至七八日而陽去

入陰此時即能救誤所失良多況入陰即

見燥煩等證不遇明哲安識其為陰者故

所貴圖幾於早迎余目擊世人之以小柴

胡湯殺人者不少非其認隱不真蓋亦得

半而止耳今余稍稍條出廢幾其思過半

矣

、又曰少陽證具而犯及汗吐下三禁防其

屬胃所云蒸汗利小便已胃中燥煩實大

便難是也少陽證未犯其而犯及小柴胡防

其寒中三陰諸死證此其嗌夭矣可不慎

哉蓋胃陽不衰三陰斷無受邪之理少陽

繞病木欝而不得升轍乘侵土所賴陽神

用事陰邪不致竊發凡少陽之有小柴胡

為木火燊欲通明者設尚無故而劇及其

陽上憶則水凌上熱未除中寒復趨少陽

尖生發之氣亦復變為寒木陽巳入陰世

人猶曰傳經無寒嚱即令傳經無寒而

誤服黃芩又安知黃芩之不為直中乎是

可與賢者道也

又曰邪在太陽惟陽明能招而少陽能拒

然陽明不招則太陽之邪淡然無歸少陽

不拒則太陽之邪擋軀莫抵一拒一拒皆

賴少陽陽氣為之主

葉天士曰足少陽膽経乃前有陽明後有

太陽居二陽之中所以主半表半裡以膽

為清淨之府無出入之路不論在経在府

治法俱同也凡頭角痛耳烘烘而鳴耳之

上下腫痛皆少陽胆経所主部分邪火為之也

張景岳曰足少陽胆経之病凡發熱頭耳

寧痛脇肋痛往來寒熱脉見弦数者本皆

少陽證也若身雖微熱而時作時止時多

畏寒或耳聾或頭運或眼目羞濇或多熱

惕恐畏寒或嘔苦吐酸或惡心喜煖或爪青

筋急囊縮或厥逆下利腸鳴小腹痛凡脉

見弦數無力或沉細微弱者皆少陽合厥

陰之陰證也凡三陽經之陰證陰證者即

陽虛之證也凡大忌寒凉尅伐之藥妄用即

死

、呂震名曰少陽病不解即傳三陰乎曰有

傳有不傳仲景云傷寒三日三陽為盡三

陰當受邪其人反能食不嘔此謂三陰不

受邪也若此者其病機本不傳又少陽証

一見即從少陽治法而病速巳則亦不傳

凡陽經之病在太陽則頭痛發熱陽明則

潮熱汗自出少陽則往來寒熱若久之無

大熱其人躁煩者此為陽去入陰之候其

中具有先見之機然則治傷寒家何如乘

其機之未動亟從少陽解去其邪以預耳

陽去入陰之變何便如之

和解　小柴胡湯　小柴胡湯加桂枝

吐　瓜蒂散

下　調胃承氣湯　大柴胡湯

〈少陽經證第一〉

一、少陽病有辨證一法

二百七

少陽之為病口苦咽乾目眩也

金鑑曰少陽膽經也其脉起於目銳眥從耳

後入耳中挾咽出頥頷中邪傷其経故口苦

咽乾目眩也口苦者熱蒸胆氣上溢也咽乾

者熱耗其津液也目眩者熱薰眼系黑也此

楬中風傷寒者即其熱薰之颰翃也凡篇

中稱少陽中風傷寒者即其此証之謂也

張璐曰少陽熱燔故口苦咽乾熱聚於胸也

目眩者木盛生風而為暈也

王肯堂曰足少陽者胆経也内経曰有病口

苦者名曰胆癉甲乙経曰胆者中精之府五

藏取決於膽，咽為之使，是經之脈起於目內

皆少陽受邪故口苦咽乾目眩也，活人云

宜小柴胡湯

林瀾曰論中言少陽病胸脅痛耳聾往來寒

熱心煩喜嘔胸脅痞鞕半表半裡之証詳矣

何以曰口苦咽乾目眩也大抵病於經絡者

此篇諸條巳悉之矣若胆熱府自病則又必

有此證也

沈明宗曰此雖少陽總證然偏裡矣少陽主

胆其脈循脅絡於耳故胸脅痛而耳聾仲景

另出手眼以補口苦咽乾目眩之裡證乃拈

少陽風傷衛寒傷營風寒兩傷而言也

吳人駒曰少陽者一陽也少陽之上相火主
之苦從火化火威則乾故口苦咽乾也少陽
屬木木主肝肝主目故病則目眩也

魏荔彤曰膽府與少陽經為表裡而非半表
半裡之謂半表者對太陽之全表言半裡者
對太陰之全裡言故少陽在半表半裡之間
總以經絡之界為言又曰經中所謂不必悉
具者指或中餘證而少陽經膽府之主病未
有不悉具而遽可指為少陽病成者

、柯琴曰太陽主表頭項強痛為提綱陽明主

裡胃家實為提綱少陽居半表半裡之位仲
景特揭口苦咽乾目眩為提綱奇而至當也
蓋口咽目三者不可謂之表又不可謂之裡
是表之入裡裡之出表處所謂半表半裡也
二者能開能闔闔之可見闢之不見恰合樞
機之象故而為少陽經絡出入之地苦乾
眩者皆相火上走空竅而為病也此病自內
之外人所不知惟病人獨知診家所以不可
無問法。三證為少陽一經病機善風寒雜
病而言但見一證即是不必悉具
尤在涇曰豆少陽膽迎膽虛精汁三合而其

味苦膽受邪而熱其氣上溢故口苦咽門者

肝胆之候目鋭眥者胆脉之所起故咽乾目

眩也

程應旄曰經曰太陽為開陽明為闔少陽為

樞表邪從開處欲闔裡氣從闔處欲開兩邪

互拒於其樞遂成少陽之為病矣少陽厥陰

府藏雖不同病情則同厥陰有陰陽之勝復

萬不可使其陽退陰進少陽有寒熱之往來

萬不可使其陽去入陰入陰入裡不辨往往

徑病中釀出無陽之局則小柴胡不可不慎

徑此〇入裡不解則成骨蒸勞瘵入陰漸深

用此

則爲厥逆亡陽。

舒詔曰、口苦咽乾目眩、少陽之府證也、府證
未其不可用黃芩程論詳且盡矣、再按俞氏
謂目眩者木盛生風而旋暈也、愚謂有錯當
是目昏蓋以少陽厥陰藏府相連熱乘肝胆
而目皆蒙也曾醫一婦人寒熱間作口苦咽
乾頭痛不欲食眼中時見紅影動其家以爲
雷號子曰非也此少陽府邪溢于肝經目爲
肝竅熱乘肝胆而目昏花也用小柴胡和解
少陽加當歸香附宣通血分羚羊角瀉肝熱
而廓清目中不數劑而愈矣又醫一小兒寒

二百八

熱往來每于夢中驚叫而醒爬上人身且哭
且怕此為膽虛熱乘用小柴胡去黃芩未見
口苦咽乾加茯神遠志甯心安神竹如開醫
琥珀交魂定驚一剤而愈
、此條傷寒論輯義第二百六十八條
、少陽病有汗吐下三禁二法
傷寒脉弦細頭痛發熱者屬少陽少陽不可發
汗發汗則譫語此屬胃胃和則愈胃不和則煩
而悸
、金鑑曰不曰少陽傷寒而曰傷寒略言之迅
謂此少陽病是從傷寒之邪傳來迎脉弦細

少陽之脉也上條不言脉此言脉者補言之

也頭痛發熱無汗傷寒之證也又兼見口苦

咽乾目眩少陽之證故曰屬少陽也蓋少陽

之病已屬半裡故不可發汗若發汗則益傷

其津而助其熱必發讝語既發讝語則是轉

屬胃矣若其人津液素充胃骹自和則或可

愈否則津乾熱結胃不能和不但讝語且更

煩而懍矣此揭傷寒邪傳少陽之大綱也

王肯堂曰凡頭痛發熱俱為在表惟此頭痛

發熱為少陽者何也以其脉弦細故知邪入

少陽之界也

喻昌曰少陽傷寒、禁發汗少陽中風禁吐下

二義互舉其旨益嚴蓋傷寒之頭痛發熱宜

於發汗者尚不可汗則傷風之不可汗更不

待言矣傷風之胸滿而煩似可吐下者尚不

可吐下則傷寒之不可吐下更不待言矣脉

弦細者邪欲入裡其在胃之津液巳為熱耗

重復發汗而驅其津液外出安得不讝語乎

汪琥曰誤發其汗讝語者奪其津液而胃乾

故言亂也此少陽之邪巳轉屬胃胃和則愈

者言當用藥以下胃中之熱而使之和平也

胃不和不但讝語更加煩擾怵愓此言胃熱

上犯於心故藏神不自甯也

張璐曰少陽主治全重在陽明故云此屬胃胃和則愈乃少陽一經之要領也

程應旄曰和解而外若發汗若吐若下皆少陽一經之所禁也緣胆為中正之官無出入竅其能獨任拒邪之功者全賴中土運營輸以津液有此不竭之府故拒力不難孤而且久一或犯及所禁則和議不成津粮先劫也少陽裡證未具柴胡且難用况汗之乎宜乎胃液被奪木勢反乘而得讝語也凡仲景論讝語多訣鄭聲說此處云屬胃胃虛故也和

胃不曾出方然玩胃不和則煩而悸當是小

建中湯以下有三日心中悸而煩者小建中

湯主之之條迎津液竭故煩土虛而客水得

凌心分故悸唯發少陽汗則有此其可輕汗

乎此條後半截壞病註腳

尤在涇曰経曰少陽之至其脉弦故頭痛發

熟者三陽表證所同而脉孩細則少陽所獨

也少陽経蕪半裡熱氣巳動是以不可發汗

發汗則津液外亡胃中乾燥必發譫語云此

属胃者謂少陽邪孤併干陽明胃府迎若邪

去而胃和則愈設不和則水中之火又將併

入心臟而為煩為悸矣

柯琴曰少陽初受寒邪病全在表故頭痛發

熱與太陽同與五六日而往來寒熱之半表

之不同迅弦為春脈細則少陽初出之象迎

但見頭痛發熱而不見太陽脈證則孤細之

脈斷屬少陽而不可作太陽治之矣少陽少

血雖有表證不可發汗則津液越出相

火燥必胃實而讝語當與柴胡以和之上焦

得通津液得下胃氣因和若加煩躁則為承

氣證矣

章楠曰太陽中風則脈浮緩傷寒則脈浮緊

傷寒從新　卷六　少陽全篇

陽明則脉大此脉弦細以其頭痛發熱故屬
少陽若無發熱頭痛即為三陰經證也然陰
經之邪脉多沉自與陽經有別迎太陽頭痛
頭頂連項背陽明頭痛嶺前連目下少陽頭
痛額角連耳後以經脉所行不同也太陽則
發熱惡寒陽明初感亦有惡寒得之一日即
惡寒自罷而反惡熱少陽則有往來寒熱陽
明與太陽相近故可發汗少陽在陽經之裡
陰經之表故汗吐下皆禁如發其汗邪不能
虫反使肝風鴟張邪熱擾心而發讝語肝風
由胃上逆故云屬胃胃和氣順其風亦熄而

愈否則風火交熾則心煩而悸也

張元素曰少陽膽經縈迴盤曲多于各經乃

少陽篇中症治至簡又不聞何藥為本經正

法何也夫經絡所據太陽在後為表陽明在

前為裡少陽在側夾于表裡之間故曰半表

半裡治法表宜汗裡宜下既居兩間非汗下

所宜故治療無正法經云少陽不可發汗發

汗則讝語又曰不可吐下吐下則驚而悸則

汗吐下三法皆少陽所忌其剂不過和解而

已所以仲景祇用小柴胡至當也然而經絡

未別雖多所行非由正道故為病亦不多也

二百九

少陽中風兩耳無所聞目赤胸中滿而煩者不

可吐下。吐下則悸而驚

此條傷寒論輯義第二百七十條

金鑑曰少陽即首條口苦咽乾目眩之謂也

中風謂此少陽病是從中風之邪傳來也少

陽之脉起於目鋭眥從耳後入耳中其支者

會缺盆下胸中循脇表邪傳其經故目赤耳

聾胸中滿而煩也然此乃少陽半表半裡之

胸滿而煩非太陽證其之邪陷胸滿而煩者

此故不可吐下若吐下則虛其中神志怯怯

則悸而驚也此揭中風邪傳少陽之大綱也

程知曰少陽惟宜和解若吐之則虛其陽而

悸下之則虛其陰而驚

汪琥曰少陽有吐下之禁祇因煩滿故誤行

吐下之法成註謂吐下則傷氣氣虛者悸下則

亡血血虛者驚不知驚悸皆主於心誤吐且

下則津液衰耗神志虛怯故悸而驚也

沈明宗曰胸中煩滿似乎可吐但在少陽其

邪巳下胸稍嘔吐之徒傷胸中之氣使邪內

併逼迫神明則悸而驚也

魏荔彤曰此條論仲景不出方小柴胡條中

有心煩心下悸之證想可無事他求迎汗吐

傷寒從新　卷六　少陽全篇

下三法既不可行則當和解之小柴胡為少

陽對證之藥斯用之宜決耳

喻昌曰風熱上壅則耳無聞目赤無形風熱

與有質瘟疫敛搏結則胸滿而煩此但從和解

中行分竭法可也若誤汗下則胸中正氣大

傷而邪得以遍亂神明此時即為城下之盟

所喪不濟多矣

舒詔曰此證宜用小柴胡加白蔻宣暢胸膈

瓜蔞仁以除其煩若惧吐下則胸中正氣大

傷而邪得以遍亂神明故悸而驚也

章楠曰風為陽邪易於化熱熱響經絡故耳

聲目赤風動則目眩矣內經所謂諸風掉眩

皆屬於肝也以有胸滿而煩之裡證必當和

解若誤用吐下熱仍不解而反動肝傷血則

悸而驚也此表裡風中少陽之證內經言邪中

於頰則下少陽是也

柯琴曰少陽經絡縈于頭目循于胸中為風

木之藏主相火風中其經則風動火炎是以

耳聾目赤胸滿而煩也耳目為表之裡胸中

為裡之表當用小柴胡雙解法或謂熱在上

焦固而越之誤吐者有矣或謂塗底抽薪因

而奪之誤下者有矣或謂火鬱宜發因而誤

汗者有矣少陽主肝膽無出入之路若妄行

吐下津液重亡膽虛則心亦虛所生者受病

故悸也膽虛則肝亦虛府病及藏故驚也上

條汗後而煩固于胃實此亦汗而煩虛風所

為上條煩而躁病從胃來此悸而驚病迫心

膽上條言不可發汗此言不可吐下互相發

明非謂中風可汗而傷寒可吐下也上雖不

言脉可知其弦而浮也不明少陽脉症則不

識少陽中風不辨少陽脉狀則不識少陽傷

寒也

唐宗海曰若誤吐下傷胃之陽則膀胱水氣

二百十

上凌而悸傷胃之陰則心色之火飛越而驚

此條傷寒、諭辑義第二百六十九條

辨少陽経病有欲解不解二法

傷寒三日、三陽為盡三陰當受邪其人反能食

不嘔。此為三陰不受邪也。

金鑑曰傷寒之邪一日太陽受之、二日陽明

受之三日少陽受之、四日太陰受之、五日少

陰受之六日歐陰受之、此傳経之次第也今

傷寒三日、三陽表邪為盡三陰當受邪其人

當不能食而嘔今反能食而不嘔者此為裡

和三陰不能食不受邪也然此乃内経以其大概而

言究不可以日數拘也

成無已曰表邪傳裡裡不和則不能食而嘔

今反能食而不嘔是邪不傳陰但在陽也

方有執曰陽以表言陰以裡言能食不嘔裡

氣和而胃回陰不受邪可知矣

注琥曰邪在少陽原嘔不能食今反能食而

不嘔可徵裡氣之和而少陽之邪自解也裡

既和而少陽之邪解則其不傳三陰斷斷可

必故云三陰不受邪也

程應旄曰少陽之在六經司陰陽開闔之樞

出則陽入則陰所關係不小全頼胃陽操勝

水不能冠而始能載木以拒邪所以三陽為

盡之日其人反能食不嘔即三陰當邪不受

也知此而又安敢妄行汗吐下重傷及胃乎

舒詔曰胃為一身之主就胃強能食百病易

愈所以三陰不受邪也

柯琴曰受寒三日不見三陽表症是其人陽

氣沖和不與寒爭寒邪亦不得入故三陽盡

不受邪也若陰虛而不則三陰受邪氣

岐伯曰中於陰者從臂胻始故

寒邪不必陽經傳授所謂太陰四日少陰五

日厥陰六日者亦以陰經之高下為見症之

期非六經部位以次相傳之日也三陰受邪

病為在裡故邪入太陰則腹滿而吐食不下

邪入少陰欲吐不吐邪入厥陰飢不欲食食

即吐蚘所以然者邪自陰經入藏藏氣實而

不容則流於府府者胃也入胃則無所復傳

故三陰受病已入於府者可下也若胃陽有

餘則能食不嘔可預知三陰不受邪矣盖三

陽皆看陽明之轉旋三陰之不受邪者藉胃

為之藏其外迅則胃不特為六經出路而實

為三陰外藏矣胃陽虚則寒邪深入三陰而為

患胃陽藏則寒邪自解胃陽亡則水漿不入

二百十一

而死要知三陰受邪關係不在太陽而全在
陽明

此條傷寒論輯義第二百七十四條

傷寒三日少陽脈小者欲巳也

金鑑曰傷寒該中風而言也其邪三日少陽
受之脈若大者為邪盛欲傳今脈小為邪衰
欲自巳也

程應旄曰脈小則陽得陰以和是邪盡退而
正氣來復矣

張錫駒曰三日乃少陽主氣之期脈小則病
退巡

傷寒微旨　卷六　少陽經症

、柯琴曰陽明受病當二三日癸少陽受病當

三四日癸若三日脉大則屬陽明三日弦細

則屬少陽小即細也若脉小而無頭痛癸熱

等證是少陽不受邪此即傷寒三日少陽證

不見為不傳也

、尤在涇曰傷寒三日少陽受邪而其脉反小

者邪氣已衰其病欲解而愈経云大則病進

小者病退此之謂也

、沈亍鼇曰按此二條申明少陽病傳不傳并

愈不愈之故傷寒一日太陽二日陽明三日

少陽迨三日後三陽為盡三陰當受邪三陰

必先太陰脾與胃表裡今能食不嘔皆胃

之挺固有力能以衛脾故脾雖當受邪而邪

不能把并邪之在少陽者亦得藉中州之力

以為驅逐三陽之邪且由少陽而巳矣故審

其脉少陽本弦又邪在而更助其弦長今變

為小故知其不傳陰而即從少陽解迎不得

以脉之小慢認為正虛脉微不可不知也

此條傷寒論輯義第二百七十五

、少陽證具將敆入裡而太陽陽明小有未罷

但用小柴胡湯一法

傷寒四五日身熱惡寒頭項強脇下滿手足溫

而渴者小柴胡湯主之

金鑑曰傷寒四五日邪在三陽之時身熱惡

風惡風太陽證也頸項強太陽陽明證也脇

下滿手足溫而渴陽明少陽證也此為三陽

合病之始回當權其孰緩孰急以施其治然

其人脇下滿手足溫而渴是巳露去表入裡

歸併少陽之機故獨從少陽以為治也主以

小柴胡湯者和觧其表裡也此三陽合病不

必悉其柴胡證而當用柴胡之一法也

方有執曰三陽俱見病而摘從少陽小柴胡

湯以為治者太陽陽明之邪斂少陽近裡而

裡證見故從少陽一於和而三善備矣

俞昌曰本當從三陽合病之例而用表法但

手足溫而加渴是外邪逼淩於少陽向裡之

機巳著更用辛甘發散則重增其熱而大耗

其津矣故從少陽小柴胡之和法使陽邪罷

而津液不傷而渴一舉而兩得也小柴胡湯當從

加減法不嘔而渴者去半夏加栝蔞根為是

張志聰曰手足溫者去冷也非病人自

覺其溫乃診者按之而得也不然何以既曰

身熱而復云手足溫耶

汪琥曰此條係三陽經齊病而少陽之邪居

多也太陽傷寒巳至四五日之時不日發熱

惡風祇曰身熱者此太陽之邪漸衰也其煮

陽明證不曰鼻乾不得卧而祇曰頸項强者

此陽明之邪亦將衰也惟脇下滿為少陽經

之專證況薰手足溫而又渴此為邪將傳裡

之機巳著也

柯琴曰身熱惡風頭頸强桂枝證未罷脇下

滿巳見柴胡一證便當用小柴胡主參夏加

桂枝括蔞以兩解之不任桂枝而主柴胡者

從樞故也

尤在涇曰此條類似太陽與少陽併病以太

陽不得有脅下滿少陽不得有頸項强且手足

溫而渴知其邪不獨在表而亦在裡也欲合

表裡而並解則非小柴胡不可耳

舒詔曰按身熱惡風頸項强太陽之表證也

脅下滿懸飲也手足溫而渴裡有熱也法宜

桂枝以解太陽之表半夏草果以治懸飲石

羔以撤裡熱小柴胡湯何取乎仲景必無此

法

此條傷寒論輯義第一百零五條太陽篇

小柴胡湯方

柴胡半斤　黃芩三兩　人參三兩

半夏洗半斤　甘艸炙　生姜切各三兩

大棗擘十二枚

右七味以水一斗二升煮取六升去滓再煎

取三升温服一升日三服若胸中煩而不嘔

者去半夏人參加栝蔞根一枚若渴去半夏

加人參合前成四兩半栝蔞根四兩若腹中

痛者去黄芩加芍藥三兩若脇下痞硬去大

棗加牡蠣四兩若心下悸小便不利者去黄

芩加茯苓四兩若不渴外有微熱者去人參

加桂枝三兩温服微汗愈若欬者去人參大

棗生姜加五味子半升乾姜二兩

金鑑曰、邪傳太陽陽明曰汗、曰吐、曰下邪傳
少陽惟宜和解汗吐下三法皆在所禁以其
邪在半表半裏而角於軀殼之內界在半表
者是客邪為病也、在半裏者是主氣受病也
邪正在兩界之間各無進退而相持故立和
解一法、既以柴胡解少陽在經之表寒黃芩
解少陽在府之裏熱猶恐邪氣乘之故以姜棗人參
一虛在經之少陽邪氣乘之故以姜棗人參
和中而預壯裏氣使裏不受邪而和還表以
作解也世俗不審邪之所據果在半表半裏
之間與所以應否和解之宜及陰陽懸似之

辨總以小柴胡為套劑醫家幸其自處無過

病者喜其藥味平和殊不知因循誤人實為

不淺故凡治病者當識其未然圖樸於早也

程應旄曰方以小柴胡名者取配乎少陽之

義也至於制方之旨及加減法則所云上焦

得通津液得下胃氣因和盡之矣方中以柴

胡踈木使半表之邪得從外宣黃芩清火使

半裡之邪得從內徹半夏豁疫飲降裡氣之

逆人參補內虛助生發之氣甘草佐柴芩調

和內外姜棗佐參夏通達榮衛相須相濟使

邪不致內向而外解也至若煩而不嘔者火

氣燥實逼胸也故去人參半夏加栝蔞實也
渴者燥巳耗液逼肺也故去半夏加栝蔞根
也腹中痛者木氣散入土中胃陽受困故去
黃芩以安土加芍藥以戡木也脇下痞鞕者
邪既留則木氣實故去大棗之甘而緩加牡
蠣之醎而耎也心下悸小便不利者水邪侵
乎心故去黃芩之苦寒加茯苓之淡滲也不
渴身有微熱者半表之寒尚滯於肌故去人
參加桂枝以解之也欬者半表之寒溱入於
肺故去參棗加五味子溫主姜為乾姜以溫
之雖肺寒不減黃芩恐乾姜助熱也總之邪

在少陽是半表半裏之熱鬱而不升故以小
柴胡治之所謂升降浮沉則順之也
柯琴曰柴胡感一陽之氣而生故能直入少
陽引清氣上升而行春令為治寒熱往來之
第一品藥少陽表邪不解必需之半夏感一
陰之氣而生故能開結氣降逆氣除疫飲為
嘔家第一品藥若不嘔而胸煩口渴者去之
以其散水氣迎黃芩外堅內空故能內除煩
熱利胸膈逆氣腹中痛者是少陽相火為害
以其苦從火化故易芍藥之酸以瀉之心下
悸小便不利者以苦能補腎故易茯苓之淡

以滲之。人參甘草補中氣和營衛使正勝則
邪卻內邪不留外邪勿復入也。仲景於表
證不用人參、此因有半裡之無形證故用之
以扶元氣使內和而外邪勿入也身有微熱
是表未解不可補心中煩與咳是逆氣有餘
不可益氣故去之如太陽汗後身痛而脈沉
遲下後協熱利而心下硬是太陽之半表半
裡證也表雖不解因汗下後重在裡故參极
兼用。先輩論此湯轉旅在柴芩二味以柴
胡清表熱黃芩清裡熱也盧氏以柴胡半夏
得二至之氣而生、為半表半裡之主治俱似

有理然本方七味半夏黄芩俱在可去之例

惟不去柴胡甘草當知寒熱往来全頼柴胡

解外甘草和中故大柴胡去甘草便另名湯

不入加減法

徐大椿曰此湯除大棗共二十八兩較今秤

亦五兩六錢零雖分三服巳為重劑蓋少陽

介於兩陽之間須顧三經故藥不宜輕去渣

再煎者此方乃和解之劑再煎則藥性和合

能使経氣相融不復往来出入古聖不但用

藥之妙其煎法俱有精義。古方治嗽五味

乾姜必同用一以散寒邪一以斂正氣從無

單用五味治嗽之法，後人不知用必有害，況
傷熱勞怯火嗽與此處寒飲犯肺之症又大
不同乃獨用五味收斂風火痰涎深入肺藏
永難救療矣。又按小柴胡與桂枝二方用
處極多能深求其義則變化心生矣。論中
凡可通用之方必有加減法，
王晉三曰，柴胡湯不從表裡立方者仲景曰
少陽病汗之則讝語吐下則悸而驚故不治
表裡而以升降法和之蓋遵經言少陽行身
之側左升主乎肝右降主乎肺柴胡升足少
陽清氣黃芩降手太陰熱邪折其所勝之氣

迎柴芩解足少陽之邪即用參甘實足太陰

之氣截其所不勝之處迎仍用姜棗和營衛

者助半夏和胃而通陰陽俾陰陽無爭則寒

熱自解經曰交陰陽者必和其中迎去滓再

煎者恐剛柔不相濟有碍於和迎七味主治

在中不及下焦故稱之曰小

章楠曰撥仲景分六經病證各有主治之方

如桂枝湯小柴胡同為和劑而桂枝專和營

衛為太陽主方柴胡專和表裡為少陽主方

以其各有部位淺深不同迎後世方書混稱

柴胡可以通治外感之邪以致相習成風大

悸仲景之道殺人於冥冥中良可慨也麻黃
湯專於升嚴桂枝湯和而兼嚴皆為太陽之
主方以後青龍各方皆由麻桂兩方所變化
者也小柴胡湯升清辟濁通調經府是和其
表裡以轉樞機故為少陽之主方陽明為闔
白虎承氣皆收降其氣欲使邪從表出者或用
方若陽明和感仲景欲使邪從表出者或用
柴胡湯轉其樞或用麻黃湯開洩之此又隨
宜權變之法
呂震名曰柴胡感一陽之氣而生少陽之邪
非此不解合之甘草以兩和表裡此為小柴

胡湯中不可移撤之藥生薑兼散太陽之寒
使半表之邪得從外宣黃芩兼清陽明之熱
使半裡之邪得從內徹半夏有逐飲之能取
以降逆而止嘔大棗擅和中之用取以炎土
而戢木用人參者非取其補正以邪在半表
半裡之界頡行托住裡氣使邪不內入迎以
此為往來寒熱胸脅苦滿默默不欲飲食心
煩喜嘔諸證的對之主方其加減諸法並按
本方逐條互參於後。本方之用人參以邪
正相爭故宜輔正用半夏以證見嘔滿故宜
止嘔若但煩而不嘔不嘔則並無飲邪何須

半夏逐飲不嘔而煩，則煩非本證，心煩喜嘔

之煩而正為熱邪搏結，將欲入裡之煩若用

人參不惟輔正反能實邪，禍不小矣，故並去

之而加栝蔞根以栝蔞實能降熱疫而開胸

瘀也。半夏辛溫，而性燥寒濕之疫宜之熱

疫則不宜也若渴則津液已竭並無疫之可

伐矣本方雖有黃芩甘草大棗能養正而祛

熱但胃中津液非人參不能鼓舞故加人參

以喚胃氣而得栝蔞根以生津液潤燥人參

仍無實邪之患也。黃芩苦寒本方用此以

清半裡之熱若腹中痛則陽邪轉陷太陰豈

能復任黃芩之苦寒乎不宜黃芩何以反宜

芍藥以證雖屬太陰而病因卻是從陽邪陷

入故用此以約脾陰也太陽病轉屬太陰但

於桂枝湯中加芍藥若桂枝加芍藥湯是也

少陽病兼見太陰即於柴胡湯中加芍藥即

本方之加芍藥是也俊人執藥治病遂謂芍

藥能止腹痛試思太陰寒溫之證芍藥宜之

乎熱發大實痛之證芍藥宜之乎殊不知陽

邪陷裡本方中自有柴胡人參生姜半夏已

旦以升舉陽氣而理脾胃之困但加芍藥以

約陰則邪返於陽而陰亦安不除痛而痛自

止仍不離和解之法也。本方之用大棗之慮
木邪賊土用以安中也若脅下痞硬則邪滯
中焦便不宜大棗之守中矣脅下屬少陽部
位痞硬則氣血交結故以牡蠣佐柴胡一以
散氣分之結一以軟血分之堅也。少陽屬
木木乘土位則土不能制水故有心下悸小
便不利之證若用黃芩是助水邪為虐矣小
便不利但當利其小便本方中已有參甘姜
棗之植土而但當加茯苓之淡滲以蕩其
水也。渴為邪欲入裡之兆若不渴則無裡
證可知外有微熱則太陽之表證未罷又可

知也表邪不解入參寶邪究宜去之本方加

桂枝則又易表裡之制而偏乎表以為治也

○欲偏水邪射肺人參大棗究非欲證而宜

生姜散表而有嗽溫裡不苜故以乾姜易生姜

以散寒而逐水用五味者以肺非自病乃水

邪從下而上固之致欵故以五味與乾姜同

用一以散水邪一以收肺逆與風火淫肺之

忌五味不同也不去黃苓者苗以制相火而

存肺陰也○按小柴胡湯之主少陽乃傷寒

一大關鍵此際出則陽入則陰凡陽邪之入

陰者全賴少陽把關守隘使不得遽入於陰

治之可不慎與、凡他經所有之證、少陽病皆
得兼見其隨證加減之法、絲絲入扣頭是是
道讀仲景書當於此處猛下一參。○傷寒中
風有柴胡證但見一證即是不必悉具此非
教人以辨證之可從略也蓋病入少陽正當
陰陽相持之會此際不出於陽即入於陰故
一見少陽證即當用柴胡從少陽領出其邪
使不內入須知其辨證從寬處正是其治病
喫緊處且少陽本傳入之邪多有或然或不
然之證又安能逐證一一見到此。○再按渴
之一證有出入之不同傷寒四五日身熱惡

風頸項強脇下滿手足溫而渴者此少陽而

兼太陽也治可從少陽而不從太陽服柴胡

湯已渴者屬陽明也治又當從陽明而不從

少陽凡見渴證者宜審○婦人熱入血室是

熱邪已乘虛陷入陰分何以主小柴胡湯少

陽之藥挨三陰三陽少陽為從陽入陰之樞

組陽經熱邪已趨少陽而陷入陰分當從

陰分領出其邪使還從少陽而出也

李時珍曰少陽證雖在半表半裡而胸脇痞

滿瘭兼心肺上焦之邪心煩喜嘔默黙不欲

食又無脾胃中焦之證故用黃芩以治手足

少陽相火黃芩亦少陽藥也

汪昂曰按半夏止嘔和胃健脾亦通治煩嘔不欲食寒熱間作脾亦有之不獨少陽也小

柴胡之用半夏以邪在半表半裡則陰陽爭用半夏和胃而通陰陽也靈樞經用治不眠

亦同此意而仲景治候痺咽痛及大小便秘皆用半夏能使大便潤而小便長今又專以半夏

半夏能使大便潤而小便長今又專以半夏為除痰之藥稍淡燥證輒不敢用而半夏之

功用不復見知於世矣

徐彬曰小柴胡湯能引清氣而行陽道能引

胃氣上行而行春令，能散諸經血凝氣聚，故

凡邪產表裡混雜者俱藉之以提出少陽俾

循經而散以柴甘生姜為定藥餘則加減隨

證耳

喻昌曰傷寒分表裡中三治，表裡之邪俱盛

則從中而和之故有小柴胡湯之和法用人

參甘草半夏生姜大棗助脾和中但帶柴胡

一味透表黃芩一味透裡飲入胃中聽胃氣

之升者帶柴胡出表胃氣之降者帶黃芩入

裡一和而表裡之邪盡服末效者加工治之

不相干捇矣

又曰虛勞發寒熱者乃衛虛則惡寒營虛則惡熱也緩調營衛俾不亢戰寒熱自止若誤用小柴胡俾汗多而衛傷于外便溏而營傷于內虛熱轉加病益甚矣

吳綬曰小柴胡為半表半裏之劑太陽經之表熱陽明經之標熱皆不能解也若夫陽氣虛寒面赤發熱脈況足冷者服之立見危殆及內有虛寒大便不實婦人新產發熱皆不可用迎

李士材曰今人治傷寒不分陰陽表裏概用此方去參投之以為平穩殺人多矣不獨峻

二百
三

齊也

、東垣曰若血受病亦先調氣設氣不調則血

不行氣夫血婦迎如婦人經病先柴胡以行

經之表次四物以行經之程亦先氣而後血

也

此方傷寒論輯義在一百零一條、傷寒淺

注及血證論二書釋小柴胡湯最切詳明宜

審

、少陽證脉弦濇加腹痛先用建中後用小柴

胡湯一法

、傷寒陽脉濇陰脉弦法當腹中急痛先與小建

中湯不差者。與小柴胡湯主之

金鑑曰傷寒脉得浮濇營衛不足也、脉得沉

濇术入土中也營衛不足則表虛术入土中

則裡急惟表虛裡急腹中急痛所以先用小

建中湯以其能補營衛薰緩中急則痛可差

也或不差必邪尚滯於表知濇為營衛不通

弦為少陽本脉故與小柴胡湯搜法施治也

成無已去黃芩加芍藥益外調中其說亦是

汪琥曰弦脉不除痛猶未止者為不差此為

少陽經有留邪也

徐大椿曰中宮之陽氣虛則木來乘土故陽

脉濇而陰脉弦也治太陰不愈變而治少陽
所以踈土中之木也以脉弦故用此法
方有執曰陽主氣濇主血弦主急投
對可知矣小柴胡湯者少陽之主治也蓋少
陽屬木其脉弦木成則土受制故濇而急痛
也然則是治也者伐木以救土之謂也
喻昌曰陽脉濇陰脉弦是在裡之陰寒府
以法當腹中急痛故以小建中之緩而和其
急腹痛瘥而脉不弦矣若不瘥則弦為少
陽之本脉而濇乃汗出不徹腹痛乃邪欲傳

以建中者求之於益陰而和陽也不瘥則不

太陰也、則用小柴胡以和陰陽、為的當無疑
矣。

尤在涇曰、陽脈濇陽氣少也、陰脈弦陰有邪
也、陽不足而陰乘之法、當腹中急痛故以小
建中湯溫裡益虛散陰氣若不差、知非盡寒、
在裡乃是風邪內干也故當以小柴胡湯散
邪氣而止腹痛。

程應旄曰、凡表半邊有實邪者裡半邊遂成
寒、故有腹中痛證緩則只去黃芩加芍藥急
則建中從此求之表無邪熱者承方不可用

霊位小柴胡之用人參半夏者此也。霊易生

二百
四十

柴胡裡無邪熱者本方不可用黃芩矣又須

知陽邪腹痛皆營衛稽留之故

舒詒曰陽脉濇陽虛也陰脉弦陰盛也陽虛

陰盛故法當腹中急痛宜用朮附姜桂以助

陽際陰小建中湯不中與也小柴胡湯更不

合理

此條傷寒論輯義第一百零六條

、少陽證用柴胡湯和解二法

傷寒五六日中風往來寒熱胸脇苦滿默默不

欲飲食心煩喜嘔或胸中煩而不嘔或渴或腹

中痛或脇下痞鞕或心下悸小便不利或不渴

身有微熱或欬者小柴胡湯主之

金鑑曰此承上三條互詳其證以明其治也

傷寒中風三四日見口苦咽乾目眩之證與

弦細之脉知邪已傳少陽矣若無見耳聾目

赤胸滿而煩者則知是從中風傳來也若並

見頭痛發熱無汗者則知是從傷寒傳來也

今五六日更見往來寒熱胸脇苦滿默默不

欲飲食心煩喜嘔則知是中風傷寒無見俱

有之證也少陽之邪進可傳太陰之裡退可

還太陽之表中處於半表半裡之間其邪外

並於表半表不解則作寒內並於裡半裡不

傷寒從新　卷六　少陽全篇

傷寒約篇〔卷六少陽經症〕

和則作熱、或表或裏無常、故往來寒熱不定
迺少陽之脉下胸循脇、邪湊其經、故胸脇苦
滿、迺少陽邪近乎陰、故默默、迺少陽木邪病
則妨土、故不欲飲食、迺邪在胸脇、火無從泄
嘔、嘔則木氣舒、故喜之、迺此皆柴胡應有之
上通于心、故心煩、迺邪欲入裏、裏氣外拒、故
證、迺其餘諸證、時或有之、總宜以小柴胡湯
主之、各隨見證、謹以加減治之可耳、然既分中
風傷寒之傳、而不分其治者何、迺盖以太陽
有榮衛之分、故風寒之辨宜嚴、及傳陽明少
陽則無榮衛之○、且其邪皆化熱、故同歸一

致也

成無已曰邪在表裏之間謂之半表半裏傷
寒中風者是或傷寒或中風非傷寒再中風
中風復傷寒也五六日邪自表傳裏之時邪
在表則寒在裏則熱今在半表半裏之處故
往來寒熱也邪在表心腹不滿邪在裏則心
腹脹滿今言胸脇苦滿亦是在表裏之間也
邪在表則呻吟不安邪在裏則內煩經云陽入
之陰則靜默默由邪方自表之裏在表裏之
間也邪在表則能食不欲食者邪
未至於必不能食故亦為在表裏之間也邪

傷寒從新　卷□　少陽經症

在表則不煩不嘔。邪在裏則煩滿而嘔。煩而

喜嘔者。邪在表方傳裏也。邪初入裏未有定

處。所傳不一。故有或見之證也。

方有執曰。五六日。大約言也。往來寒熱者。邪

入軀殼之裏臟腑之外。兩界之隙。地所謂半

表半裏。乃少陽所主之部位也。故入而併於

陰則寒。出而併於陽則熱。出入無常。故寒熱

間作也。太陽一經。有榮衛之不同。所以風寒

異治也。陽明切近太陽。榮衛之道。在通風寒

辨尚嚴。少陽一經。越陽明去太陽遠矣。風寒

無異治。經以傷寒中風五六日。往來寒熱交

互為文者發明風寒至此同歸於一致也

柯琴曰此言非傷寒五六日而更中風也言

往來寒熱有三義少陽自受寒邪陽氣衰少

既不能退寒又不能發熱至五六日鬱熱內

發始得與寒氣相爭而往來寒熱之一也若

太陽受寒過五六日陽氣始衰餘邪未盡轉

屬少陽此往來寒熱之二也風為陽邪少陽

為風藏一中于風便往來寒熱不必五六日

而始見三也少陽脈循胸脇故若

滿膽氣不舒故默默木邪犯土故不欲飲食

相火內熾故心煩邪正相爭故喜嘔蓋少陽

為樞不全主表不全主裡故六證皆在表裡
之間仲景本意重半裡而柴胡所主又在半
表故少陽證必見半表正宜柴胡胡加減如悉
入裡則柴胡非其任矣故小柴胡稱和解表
裡之主方。寒熱往來病情見於外苦喜不
欲病情得于內看喜苦欲等字非真嘔真滿
不能飲食也看往來二字見有不寒熱時寒
熱往來胸脇苦滿是無形之半表心煩喜嘔
默默不欲飲食是無形之半裡或然七証皆
偹于裡惟微熱為在表皆屬無形惟心下悸
為有形皆風寒通證惟脇下痞硬屬少陽總

是氣分為病、非有實可據、故皆從半表半裡

之治法

程應旄曰、少陽無自受之邪、俱屬太陽、逼燕、

而起、故曰傷寒中風、非傷少陽風中少陽也、

職屬中樞去表稍遠、邪必逗延而後界此故

曰五六日少陽脈循脅肋在腹陽背陰而岐

間在表之邪欲入裡為裡氣所拒故寒往而

熱來表裡相拒而留于岐分故胸脅苦滿神

識以拒而督困故默默不受邪則妨土故不

欲食胆為陽木而居清道為邪所鬱火無從

泄逼受心分故心煩清氣鬱而為濁則成疫

傷寒微旨┃卷┃少陽經証

滞故喜嘔嘔則木火兩舒故喜之此此則少

陽定有之証其餘或之云云者木体曲直邪

之所凑凡表裡經絡之鑄皆骸随其虚而見

之不定之邪巡據証皆太陽經中所有者特

以五六日上見故属之少陽合之上條彼為

半裡此為半表無而有之方是小柴胡湯証

柴胡疏木使半表之邪得從外宣黄芩清火

使半裡之邪得從内徹半夏能開結疫豁濁

氣以還清人参能補久虚溓肺金以融木甘

草和之而更加姜棗助少陽生發之氣使邪

無内向之

張璐曰少陽主半表半裡之間其邪入而併
於陰則寒出而併於陽則熱往來寒熱無常
期迎風寒之外邪挾身中有形之痰結聚於
少陽之本位所以胸脇滿迎胸脇既滿胃中
之水穀亦不消所以默默不欲食即眩昏之
意非靜默迎心煩者邪在胸脇逼處心間迎
或嘔或不嘔或渴或不渴諸多見證各隨人
之氣体不盡同迎然總以小柴為少陽一經
之嚮導專主往來寒熱謂其能升提風木之
氣迎黃芩苦而不沉黃中帶青有去風熱之
專功謂其能解散風木之邪迎半夏力能滌

傷寒述新　卷六　少陽全篇　四十

二百
五十

飲膽為清净之府病則不能行清净之令致
寒飲沃於內熱邪溢於外非此迟掃涎沫則
膽終不温表終不解此其用人參甘草補中
者以少陽氣血皆薄全賴上膏資養則木氣
始得發榮即是胃和則愈之意用姜枣和胃
者不過使半表之邪仍從肌表而散迤擱怪
後人用柴胡湯蘇去人參加入耗氣之藥嵧
豈仲景立方本意哉
此條傷寒論輯義第一百零一條
傷寒中風有柴胡證但見一證便是不必悉其
金鑑曰此承上而言無論傷寒中風邪傳少

陽病在半表半裡，有柴胡證但見一證，便以

小柴胡隨證加減治之，不必待其悉具也。

方有執曰，此承上條辨認少陽一經，為病之

大旨。

鄭重光曰，有柴胡證但見一證，便是不必悉

具者，言往來寒熱是柴胡證，此外兼見胸脅

滿鞕心煩喜嘔，及諸證中凡見一證者即是

半表半裡，故曰嘔而發熱者，小柴胡湯主之。

因柴胡為樞機之劑，風寒不全在表未全入

裡者皆可用，故證不必悉具，而方有加減法

也。至柴胡有疑似證，不可不審者，如脅下滿

痛本渴而飲水嘔者柴胡不中與也及但欲
嘔胸中痛微溏者亦非柴胡證此等又當細
為詳辨者也

、章楠曰人身陽氣由肝膽而升從肺胃而降
邪客少陽則升降不利柴胡味薄氣清專舒
肝膽之欎以升少陽之氣黃參味薄苦降涼
而解熱同半夏從肺胃散逆止嘔此三味通
調陰陽以和升降之氣也凡見一證屬少陽
者即可用柴胡湯和解不必諸證悉具也

、徐大椿曰少陽與太陽陽明相為出入一證
可據雖有他證可兼治矣

二百六十

、此條傷寒論輯義第一百零七條

、辨少陽證具慎下而證尚未變者仍用小柴

湯一法

凡柴胡湯病證而下之若柴胡證不罷者復與

柴胡湯必蒸蒸而振却發熱汗出而解

金鑑曰凡柴胡湯病證不與柴胡湯而反下

之不變他病柴胡證仍在者可復與柴胡湯

則解但以誤下其證必虛故解必蒸蒸而熱

振振而寒邪正交爭然後汗出而解也

方有執曰蒸蒸而振作戰汗也必如此而後

解者以下後裡虛故也

傷寒從新 卷五 少陽全篇 田□□□□□□

程知曰邪氣還表故蒸蒸而熱下後正虛故

振振而動

徐大椿曰凡誤治而本證未罷仍用本證之

方他經盡同不獨柴胡證也邪已陷下故必

振動而後能達於外辨脈法篇云戰而汗出

者其人本虛是以發戰發熱汗出邪仍從少

陽而出

柯琴曰此與下後復用桂枝同局因其人不

虛故不為壞病

程應旄曰若柴胡證不罷者則裡氣尚能拒

表樞機未經解紐復興小柴胡湯使邪氣得

還於表，而陽神來復自當蒸蒸而振振後郤
發熱汗出而解解證如此者以下後陽虛之
故不虛則無此矣使舍柴胡而更用他藥其
變證反有不可測者

尤在涇曰柴胡證不應下，而反下之於法為
逆若柴胡証不罷者仍宜柴胡湯和解所謂
此雖已下不為逆也蒸蒸而振者氣從內達
邪從外出有戰勝之義焉是以發熱汗出而
解也

張璐曰下之而證不罷復與柴胡以升舉之
使邪不致陷入陰分也設見腹痛煩躁等證

二百七十

必當從去黃芩加芍藥法矣

、此條傷寒輯義第一百零八條

、重以汗下為逆不為逆申上文而廣其義一

法

、本發汗而復下之。此為逆也若先發汗治不為

逆本先下之。而反汗之為逆若先下之治不為

逆

、金鑑曰立治逆之法，不外乎表裡而表裡之

治，不外乎汗下病有表裡證者當審其。汗下

何先後得宜為順宜為逆若表急於裡本

應先汗而反下之，此為逆也，若先汗而後下

治不為逆逆若裡急於表本應先下而反汗
之此為逆也若先下而後汗治不為逆也
程知曰言汗下有先後緩急不得倒行逆施
汪琥曰治傷寒之法表證急者即宜汗裡證
急者即宜下不可拘拘於先汗而後下也汗
下得宜治不為逆
尤在涇曰此泛言汗下之法各有所宜當隨
病而施治不可或失其度也如頭痛發熱惡
寒者本當發汗而反下之是病在表而治其
裡也故曰逆腹滿便閉惡熱者本當下之而
反汗之是病在裡而治其表也故亦為逆若

傷寒從新　卷六　少陽全篇

二百八十

審其當汗而汗之、或當下之、則亦何逆
之有、外臺云表病裡和汗之、則愈下之、則死
裡病表和下之、則愈、汗之、則死、不可不慎也、
舒詔曰少陽經法難禁下、然有當汗而當下
者而亦不得不用、務於表裡之際、則酌其所
宜而不失其先後之序、則得之矣、
此條傷寒論辯義第九十五條、太陽篇中、張
路玉傷寒此條未鈔宜叅、
、少陽病有疑似少陰者、當細辨脈證用藥一
法
傷寒五六日頭汗出、微惡寒、手足冷、心下滿、口

不能食大便难。脉細者。此為陽微結。必有表復
有裡也。脉沉。亦在裡也。汗出為陽微。假令純陰
結。不得有外證悉入在裡。此為半在裡半在外
也。脉雖沉緊。不得為少陰病所以然者陰不得有汗今頭汗出故知非少陰
也。此可與小柴胡湯。設不了了者得屎而解

、金鑑曰脉細當是脉沉細。觀本條下文脉沉
亦在裡也。之亦字自知脉雖沉緊之緊字當
是細字本條上文並無緊字。如何說脉雖沉
緊雖字何所謂耶。必是傳寫之誤

、又曰傷寒五六日。雖表有頭汗出微惡寒之
陽邪未罷裡有心下滿口不欲食大便鞕之
陽結已形。但手足冷脉沉細則陽邪所結殊

微也故曰此為陽微結必有表復有裡也然

脉沉細似乎裡陰盛而頭汗出則為表陽鬱

也假令純陰結則不得復有頭汗出之外證

始令悉入在裡之純陰結矣夫既非悉入在

裡之純陰結此必為半在裡半在表之陽微

結也故脉雖沉細不得為少陰病所以然者

三陰不得有汗今頭汗出故知非少陰也可

與小柴胡湯者和其不通身汗出微惡寒也

設不了了者必大便之鞕未蘇自宜利其大

便使得屎而解也

喻昌曰陽微結者陽邪微結未盡散也舊註

作陽氣衰微，故邪氣結聚，大差，果爾則頭汗
出，為亡陽之證，非半表半裏之證矣，果爾則
陰結，又是陰氣衰微矣，玩本文假令純陰結
及陽邪，若不微結，是純陰邪內結，則不得復
有外證等語，其義甚明

程知曰，此言少陽病有似少陰者，當細辨其
脉證也

程應旄曰，凡脉細脉沉，皆陰脉也，今與陽證
同見，則為陽熱欝結之診，無關少陰，迺可見
陽氣一經欝結，不但陽證似陰，並陽脉亦似
陰矣

傷寒緒論

沈明宗曰得屎而解當用大柴胡之法也
吳人駒曰此證嘗見有誤作陰寒而施溫熱
以致大逆者蓋因其惡寒手足冷脉細而沉
不究其證之始末由來也
周揚俊曰此條惡寒肢冷不欲食脉細或沉
昭示千古以頭汗出為陽陰不得有汗也至
有似乎陰最難辨晰仲景特出陽微結三字
五六日頭痛發熱證原屬陽也故繼見少陰
之脉不得為少陰之病然獨未見少陽一證
何遽得為少陽病耶此仲景所以又明言半
在表半在裡也爾時裡證既多不得純以表

藥汗之外證似陰不得復以裡藥溫之故取

小柴胡提出其邪於表裡之半而大便不

了了者則當下之得廉無疑也仲景恐人未

明自為詳辨然後知手足冷微惡寒者正因

陽邪鬱結不外通於肢体故獨頭汗出也不

徐大椿曰陽氣不能隨經而散故鬱結不

舒非藥誤即遷延所致亦壞證之輕者也以

上諸症有表有裡柴胡湯兼治表裡也脈細

者必沉也脈沉為裡汗出為表耳服柴胡湯

而不了了者以有裡症故大便必通其大

便而後其病可愈其通便之法即加芒硝及

大柴胡等方是也

張蓋仙曰玩頭汗出至不欲食及汗出為陽

微脉細脉況緊等語酷似陽氣微衰之候並

無三陽經證臍證何以云必有表復有裡也

且又非少陽經臍之證何得發與小柴胡湯

也篇中陽微結純陰結陰不得有汗得有屎而

解等語皆舛謬之極叔和為此不通之文何

足為法

、章楠曰此辨表裡交涉之病也傷寒五六日

邪入三陰之期而頭汗出者邪過於表胃中

水穀之悍氣上蒸也身無汗微惡寒手足冷

表邪未解也、心下滿不欲食、大便難、邪已犯
裡也、脉細者、屬少陽也、此陽分微有陰邪結
閉故身無汗而惡寒、手足冷、其心下滿不欲
食、是必有裡也、復有裡、脉沉亦為裡但頭汗
出為陽分微、邪閉結、假令純陰結不得復有
表證、而惡入在裡矣、既有表證、可知其非少陰病
裡半在外也、即使脉雖沉緊不得為少陰病
以少陰不得有汗、今頭汗出故知非少陰、實
半表半裡之病、故可與小柴胡從少陽而和
解之、服藥後設不能了了清楚、靜待津液輸
化、臍氣和而大便鮮、則餘邪自去、更不可亂

傷寒從新　卷　少陽全篇

二百
九十

治也此條脉證疑似難辨故特詳悉明之其

汗出為陽微下脫落一結字

、此條傷寒論辨義第一百五十七條

、辨婦人傷寒傳少陽有熱入血室之證四法

、婦人中風發熱惡寒經水適来得之七八日熱

除而脉遲身凉胸脇下滿如結胸狀讝語者此

為熱入血室當刺期門隨其實而瀉之

、金鑑曰婦人中風發熱惡寒表病也若經水

不来熱必無由傳於血室今經水適来得之

七八日後脉遲熱除身凉似乎表欲解矣若

復見胸脇下滿如結胸狀讝語之證則知非

表解入裡、乃表邪之熱、因經水適來乘虛而

入於血室也、法當刺期門之穴、為肝之

穴、肝為藏血之所、今邪入血室、故刺期門隨

其血分實熱而瀉之也、

方有執曰、血室為榮血停留之所、經血集會

之處、即衝脈所謂血海是也、其脈起于氣街

而病作其證、則如是也、期門二穴、在不容兩

並少陰之經夾臍上行、至胸中而散故熱入

旁各去同身寸之一寸五分、肝之募也、肝納

血故刺期門、所以瀉血分之實熱也、

汪琥曰、邪傳少陽、熱入血室、故作讝語等證、

仲景恐人誤認為陽明府實證輕用三承氣

以伐胃氣故特出一刺期門法以療之

徐大椿曰血室為中焦榮氣之所聚肝藏血

心主血榮血結滯則肝氣與心經之氣亦凝

故脇滿而神昏讝語此期門在乳下第二肋

端去乳頭約四寸肝募也歐陰陰維之會刺

入四分血結則為有形之症湯劑一時難効

故刺期門以瀉厥陰有餘之熱則尤親切而

易散

周揚俊曰發熱惡寒邪在太陽時而經水適

來至七八日之久則經應止乃外証罷而脇

滿復見未經誤下而忽如結胸知熱邪乘經

虛而陷入衝脉故當刺期門以瀉其實也

程應旄曰婦人中風傷寒治法分經稍同男

子而唯熱入血室諸證則必從少陽主治因

不妨附及之如婦人中風發熱惡寒自是表

證無關於裡乃經水適來且七八日之久於

是血室空虛陽熱之表邪乘虛而內據之陽

入裡是以熱除而脉遲身涼經傳邪是以胸

脇滿如結胸狀陰被陽擾是以如見鬼狀而

讝語凡此者熱入血室故也夫血室繫之衝

任乃榮血停留之所經脉所集會迅邪熱入

而培之實非其所實矣刺期門以瀉之實者

去而虛者回即瀉法為補法也

張路玉曰中風七八日熱邪傳裡之時因經

水適來邪氣乘虛而入血室卻不入於胃府

也經水適來而即止必有瘀結此為實譫故

宜刺期門以瀉之

、章楠曰發熱惡寒者邪在表也經水適來七

八日熱除而脉遲身涼非表解也因其經行

邪熱乘虛而入衝脉血室故胸脇下滿如結

胸狀以衝脉起於胞中上至胸中而散胞脉

上通於心故發譫語血室肝所主故薰脇下

满当刺期门肝募随其邪实而泻之也

柯琴曰人之十二经脉应地之十二水故称

血为经水女子属阴而多血脉者血之府也

脉以应月故女子一月经水溢出应时而下

故人称之为月事也此言妇人适于经水来

时中于风邪发热恶寒此时未应及月事矣

病从外来先解其外可知至七八日热除身凉

脉迟为愈乃反见胸胁苦满而非结胸反发

谵语而非胃实何也脉迟故也迟为在藏必

其经水适来时风寒外来内热乘肝月事未

尽之余其血必结当刺其募以泻其结热满

自消而讝語自止，自通因塞用法也。

劉元素曰，血病則肝傷，肝藏魂，肝傷則魂無

所歸，心神無主，此所以發讝語也。要之，此非

胃寔因熱入血室，而肝寔也，肝熱心亦熱，肝

與心相近也。熱傷心氣，既不能主血，亦不能

作汗，故但頭有汗而不能遍身也。

陳修園曰，此節合下一節皆言婦人熱入血

室病在經脈，狀如結胸者正可以互證而明

也。

唐宗海曰，淺註言衝任厥陰循胸脇之間未

知衝任厥陰起於血室，而血室即下焦油膜

中一大夾室也，上連兩脇之板油又上連胸

膈间之油膜熱入血室連及板油胸膈則脹

滿如結胸狀但論脉而不論膜未知仲景歷

言胸脇之盲矣又期門穴在脇骨盡處當胸

前膈膜之端膈膜前連胸後連肝故稱期門

穴，為肝募即膜也當膜之端而瀉之也知

此則知結胸血結所以相似之故矣

李東垣曰妄見妄聞夜夢亡人皆肝木太盛

而為邪也刺期門與此義同

此條傷寒論輯義第一百五十二條太陽篇

中

新安孤本醫籍叢刊·第一輯

斷者此為熱入血室其血必結故如瘧狀發作

婦人中風七八日續得寒熱發作有時經水適

有時小柴胡湯主之。

金鑑曰婦人中風七八日續得寒熱發作有

時經水適斷者此為熱入血室血與熱搏其

血必結然雖結而無胸脅滿如結胸讝語等

證是為結而未實也尚有如瘧狀之寒熱發

作有時乃為邪在少陽半表半裡也故用小

柴胡湯以和表裡熱自解也

方有執曰前經水適來者因熱入血室血出

而熱遂遺也此適斷者熱乘血來而遂入之

與俊血相搏俱留而不出故曰其血必結也

程知曰前證經水來而胸脇滿結譫語是邪

定於藏也故用刺以瀉之此證因血結而寒

熱如瘧是邪發於經也故用小柴胡湯和之

周揚俊曰續得寒熱至中風七八日此邪巳

係與邪合歸血室則其血因熱而斷亦因熱

傳少陽經而經水適斷此經不應斷而斷明

而結矣熱與血結邪不得去逐令寒熱發作

有如瘧狀故當用柴胡湯提出其邪廓和解

于表裡之間也或以小柴胡氣分藥也何由

入于陰分而出其邪也蓋血係脉系于肝也

而少陽屬膽膽亦附肝柴胡能解肝膽之邪

豈獨不解衝脉之邪耶

徐大椿曰血因熱結而成瘀矣若似瘧狀發
作有時即以治瘧之法治之

章楠曰此條續得寒熱發作有時者邪入少
陽以経水正行而適斷故知為熱入血室因
而経斷不行其血必結迎但無讝語其結不
甚而寒熱如瘧則少陽之邪為多故以小柴
胡專解少陽而血室之邪亦可隨之而出其
経水必復牒行迅

張路玉曰中風七八日表證已罷経水不應

斷而適斷復見寒熱如瘧必經行未盡而有

結血然經既行而適斷此為虛證故不可瀉

宜小柴胡湯和之

柯琴曰中風至七八日寒熱已過復得寒熱

發作有期與前之往來寒熱無定期者不侔

此不在氣分而在血分矣凡診婦人必問月

事經水適斷於寒熱時是不當止而止也必

其月事下而血室虛熱氣乘虛而入其餘血

之未下者乾結於內故適斷也用小柴胡和

之使結血散則寒熱自徐矣

此條傷寒、論輯義第一百五十三條

婦人傷寒發熱。經水適来畫]曰明了暮則譫語

如見鬼狀者。此為熱入血室。無犯胃氣及上二

焦必自愈。

金鑑曰上二條。發明風邪熱入血室之證。此

條發明寒邪熱入血室之證。婦人傷寒發熱

無汗經水適来則必熱入血室。故畫則明了

知邪不在陽也暮則譫語如見鬼狀者是為

邪在陰也無犯胃氣及上二焦者通謂三焦

也盖禁人汗吐下三法皆不可輕用當俟其

經行必熱隨血去而愈也

方有執曰必自愈者言俟其經行血下則邪

熱得以隨血而俱出猶之鼻衄紅汗故自愈

也蓋警人勿妄攻以致變亂之意

林瀾曰傷寒發熱者寒已成熱也經水適來

則血室空虛邪熱乘虛入於血室若晝日

語為客邪於府與陽爭也此晝日明了暮則

譫語如見鬼狀者是邪不入府而入於血室

與除爭也陽盛譫語宜下此不可下者犯胃

氣也彼熱入血結寒熱者與小柴胡湯散邪

發汗此雖熱入血室而不留結不可與發汗

藥犯其上焦也若熱入胸脅滿如結胸者可

刺期門此雖熱入血室而無滿結不可刺期

也無犯胃氣及上二焦則舍期門小柴胡湯

飲食而但喜嘔耳小柴胡湯治少陽之正法

邪在下胃口逼處二邪之界所以默默不欲

所主也而少陽之膽與肝相連府邪在上藏

俞昌曰血室者衝脉也下居腹內厥陰肝之

門妄犯胃氣及用柴胡犯上二焦也

夜則讝語候經盡熱隨血散自愈不可刺期

為熱入血室以氣分不受邪故晝日明了但

張璐曰傷寒邪熱在表故經水來而不斷難

血去血下則邪熱悉除而愈矣

門以犯其中焦也必自愈者以經行則熱隨

更無他法矣必自愈倘邪可用小柴胡湯

而藏邪必俟經水再行其邪熱乃隨血去又

非藥之所能勝耳

徐大椿曰晝清而夜昏者血室屬陰病在陰

經也按熱入血室之狀此二條為最詳婦人

傷寒此症最多前條症稍輕後二條症尤重

男子亦有之又曰此為中焦營氣之疾汗下

二法皆非所宜小柴胡湯剌期門則其治也

周揚俊曰太陽無讝語之例明係寒傷榮血

而經水適來夜則讝語晝則熱入者此則熱

邪乘裡血病而氣不病可知也邪既入血經

来不斷則經行而邪亦行可知也至經盡而

邪亦隨盡更可知也設用刺法以去其邪則

必妄犯胃氣設用柴胡苦寒之劑則必反犯

上中二焦何以言之經行邪入已在下焦矣

前二條因適来而結適来而斷是在內之邪

不復骺解故用刺法與柴胡湯瀉之提之令

正在血行熱解之時又烏可復瀉之以虛其

虛提之以阻其行乎故曰無犯二焦者言用

法不足以去其病徒足以增擾耳

程應旄曰復有晝明夜昏譫語如見鬼崇者

血屬陰夜則陰盛故乘盛而爭也無犯胃氣

以禁下言汗犯上焦吐犯中焦是三法皆不
可也與其妄治不如俟經期再臨邪熱當隨
經而出不解自解
舒詔曰以三條合而觀之總以表解與未解
分輕重第一條血雖未結而表證已罷其證
為重非剌期門不可治第二條血雖結而表
證尚在其病較輕只需小柴胡可以分解第
三條血既未結表又未罷是輕而又輕者也
故但無犯胃氣及上二焦服自愈若其表之
罷而血復結者熱邪盡歸血室外無向表之
機內無下行之勢是證之重而又重者也仲

一、景雖未立法不可置而不言乃不揣其謭陋
而自擬一方若表罷而血未結者固可因勢
而利導之其表已罷而血又結者亦或者可
冀僥倖于萬一，自擬熱入血室方　柴胡
當歸羚羊青皮桃仁紅花萬年霜穿山甲人
參若舌乾口臭大便閉結加大黃、按用柴
胡提出少陽當歸桃仁紅花以破血結羚羊
角邁熱清肝廓清目中之鬼青皮以開脇下
之結萬年霜引裡熱從前陰而出穿山甲直
達瘀結之處以攻其堅人參大補元氣以載
諸藥而行其用其有遇中寒而経水適斷者

百
二一
一

血弱氣盡腠理開邪氣因入與正氣相搏結於

脇下。正邪分爭往來寒熱休作有時默默不欲

飲食藏府相連其痛必下。邪高痛下。故使嘔也。

小柴胡湯主之

此條傷寒論輯義第一百五十四條

定而不可易之法附此以廣後學之所識也

者俱不必顧慮其血、但宜溫經散寒、此皆一

而愈若遇中寒、而經水適來者或經期巳滿

白术附子肉桂乾姜山查没藥穿山甲數劑

所有者也、曾醫一證、予以意為之方用人參

是又寒入血室也、仲景雖未言及然亦理之

金鑑曰此詳申上三條婦人中風傷寒、經水
適來過多以致血弱氣盡腠理不密邪熱之
氣乘虛入於血室、邪與正相搏結於少陽之
界、故邪結於脇下也、邪正相乘於陽則熱爭
於陰則寒故往來寒熱也爭已必衰衰則止
故休作有時也少陽病已入半裡將近厥陰
故默默不欲飲食也、少陽膽與厥陰肝相表
裡故曰藏府相連也少陽之脉下胸中循脇
裡歐陰之脉抵少腹循脇裡故其痛必及於
脇下也少陽之邪從胸而下脇因胸而病及
於脇故曰邪高痛下也邪從胸循脇入裡裡

氣上拒故使嘔也仲景重出此條仍主之以

小柴胡湯者使知法不外少陽不必另從厥

陰血室中求治也

舒詔曰婦人產後及經水過後皆血弱氣盡

之候也外邪乘虛入而結于脇下脇下者少

陽之本位也往來寒熱伏作有時默默不欲

飲食者少陽之本證也藏臍相連邪高痛下

者以少陽表熱為邪高厥陰裡寒為痛下厥

氣上逆則作嘔法宜柴胡以觧少陽之表附

子炮薑吳茰肉桂以破厥陰之寒而散逆止

嘔參芪白术以補虛草果以破脇下之結方

為合法柴胡湯不中與也

方有執曰此總上二條而申之以決言小柴

湯為的用之意血弱氣盡以経水之適来適

斷言也腠理開邪氣因入以中風之熱入血

室言也脇下者少陽之部分也邪傳少陽熱

既入於血室而不出則邪搏於脇下而不散

明前條之如結胸狀也邪正分爭二句言正

氣與邪氣併爭則寒熱交作分明申明上條

之如瘧狀也默默不欲飲食者少陽經中或

謂之一證脾胃市傷之故也藏府相連者以

主熱入血室之勝陰肝與主往来寒熱之少

陽膽言而明其義也夫以藏府論之心肺之
配大小腸以言其居則有上下之遠隔賢配
膀胱其相去則差別前後之分脾胃之為配
合雖則皆位乎中亦是各開而不相著獨有
肝之配膽乃得相連而不離夫性必戀於
婦所以陽邪之熱必下就而入於陰之血室
陰主受故受熱而通其往來所以謂之必
者定蜒之詞也邪高痛下者言惟其邪乃陽
邪陽上浮而居高惟其病在血室屬乎陰而
低下下往上來脾胃間中雖不受病未免受
傷嘔之為嘔者此也然小柴胡湯者出表入

二百
二三

入裡往来寒熱之主治也
、周揚俊曰蓋血室者衝脉也下居於腹肝之
所主也又按熱入血室男子產陽明剛中女
子在少陽経中同一肝募也同一衝脉也而
熱入有異何也女子之經期有定男子之下
血無常、一定於肝、一由於胃也
、此條傷寒論輯義第一百零二條
、辨太陽病外證巳去若胸滿脇痛用柴胡湯
倘脉尚見浮緊仍主麻黃湯一法
太陽病十日巳去脉浮細而嗜卧者外巳辭也
設胸脇滿痛者與小柴胡湯脉但浮者與麻黃

湯

金鑑曰、太陽病十日以上、無他證、脈浮細而

嗜卧者、外邪已解、不須藥也、設有胸滿脅痛

等證、則知少陽之外邪未解、故與小柴胡湯

和之、若脈但浮不細而有頭痛發熱無汗等

證、則仍是太陽之外邪未解、當與麻黃湯汗

之、又曰論中脈浮細、太陽少陽脈也、脈弦細

少陽脈也、脈沉細少陰脈也、脈浮細身熱嗜

卧者陽也、脈沉細身無熱嗜卧者陰也、脈緩

細身和嗜卧者已解也、是皆不可不察也

王肯堂曰、此條當是太陽少陽合病胸滿雖

同而脉浮細嗜卧則為表邪巳解脅痛為少

陽有邪故與小柴胡若脉但浮者又當先治

太陽也故與麻黄湯此是設為變適之言非

為服柴胡而脉浮也

徐大椿曰胸滿脅痛病延日久邪留少陽故

與小柴胡湯若果邪在少陽脉必帶弦今但

浮則尚在太陽矣故仍用麻黄湯此亦從脉

不從症之法

程應旄曰至於邪巳解後無復少陽而疑似

之間尚當看證審用小柴胡湯如太陽病十

日巳去脉浮細而嗜卧者較之少陰為病之

嗜脉浮則別之蔽之陽明中風之嗜卧脉細

又別之脉靜神恬解證無疑矣但解則均解

必無外證之未罷設於解後尚見胸滿脇痛

一證則浮細自是少陽本脉嗜卧為膽熱入

而神昏小柴胡湯豈堪委置乎脉但浮者與

麻黃湯彼巳現麻黃湯脉自應有麻黃湯證

符合之嗜卧依然必不胸滿脇痛可知此則

無煩小柴胡湯之顧慮耳

尤在涇曰太陽病至十餘日之久脉浮不緊

而細人不躁煩而嗜卧所謂緊去人安其病

為巳解也下二段是就未解時說謂脉浮細

不嗜卧而胸滿脇痛者邪巳入少陽為未解
也則當與小柴胡湯若脉但浮而不細不嗜
卧者邪猶太陽而未解迅仍當與麻黄湯非
外巳解而猶和之發之之謂也

柯琴曰脉微細但欲寐少陰症也浮細而嗜
卧無少陰症者雖十日後尚屬太陽此表解
而不了了之謂設見胸滿嗜卧亦太陽之餘
邪未散兼脇痛是太陽少陽合病矣以少陽
脉弦細也少陽為樞樞機不利一陽之氣不
升故胸滿脇痛而嗜卧與小柴胡和之若脉
浮而不細是浮而有力也無胸脇痛則不屬

少陽但浮而不大、則不涉陽明是仍在太陽

也、太陽為開間病反闔故嗜卧與麻黄湯以

開之使衛氣行陽太陽仍得主外而喜寐矣

與太陽初病用以發汗不同當小其制而少

與之、此乃麻黄湯柴胡湯相關脉症

周揚俊曰、視其證則嗜卧巳向壁安靜而非

少陰之證、為但欲寐者可比、設胸滿脇痛屬

少陽傳經此若但浮而無少陽經症則仍太

陽為過經也、一與小柴胡一與麻黄本経本

藥矣言此二經一陽明可知也

此條傷寒、論輯義第四十條太陽篇

二百
二
四

【少陽府證第二】

一、辨少陽病不能食尚未吐下猶當小柴胡湯

倘吐下溫鍼後是為壞病定其何逆以法治
之一法

本太陽病不解轉入少陽者脇下鞕滿乾嘔不

能食往來寒熱尚未吐下脉沉緊者與小柴胡
湯若巳吐下發汗溫鍼譫語柴胡湯證罷此為
壞病知犯何逆以法治之

、金鑑曰脉沉緊當是脉沉弦若是沉緊是寒

實在胸當吐之證也惟脉沉弦始與上文之
義相屬故可與小柴胡湯

又曰本太陽病不解而見脇下鞕滿乾嘔不
能食往來寒熱等證脈沉弦是邪傳入少陽
也若未經吐下者當與小柴胡湯解其半表
半裡之邪不可也其已經吐下發汗溫鍼者則
表裡俱虛更加讝語柴胡證罷此為壞病矣
小柴胡湯亦不中與矣當審其所犯何逆隨
證以法治之可也
成無已曰轉入少陽柴胡證也若已吐下發
汗溫鍼不惟犯少陽三禁更加溫鍼以迫劫
之損耗津液胃中乾燥必發讝語柴胡證罷
者謂無脇下鞕滿乾嘔不能食往來寒熱等

證也此為壞病

沈明宗曰太陽不解而傳少陽當與小柴胡

和解乃是定法反以吐下發汗溫鍼以犯少

陽之戒而邪熱陷入陽明故發讝語已為壞

證要知讝語乃陽明受病即當知犯陽明之

逆而治之若無讝語而見他經壞症須憑證

憑脉另以活法治之也

程應旄曰太陽病不解轉入少陽而少陽證

其當唯太陽藥不復用此果源委未經吐下

而柰難脉沉緊不得為少陰病也只屬邪困

於經使然何所忌而不以小柴胡湯和解為

定法究竟沉緊非小柴胡本脉故不使沉緊

脉妨及小柴胡也以其未經吐下故不妨舍

脉從證耳若已吐下發汗溫鍼何必脉變只

須增出讝語一證便是柴胡證罷為壞病矣

察其所把何逆而於法外議治則存乎其人

又不得脉沉定前證以不用小柴胡致壞今

更用之治壞使一逆再逆也

方有執曰浮緊為孩沉緊者得之寒因也

徐大椿曰未吐下不經誤治治也少陽已漸入

裡故不浮而沉緊則挍之甚者亦少陽本脉

張路玉曰尚未吐下雖脉沉緊者猶當與小

柴胡湯言表邪初陷於裡，未壞為實猶可提

其邪氣外出而解，若已吐下發汗溫鍼是為

壞病，邪氣已全入裡，正氣內傷不可用小柴

胡也，然必柴胡證罷，乃為少陽壞病不可與

太陽壞病例推也

沈金鰲曰此條壞病尚由太陽不解而來已

有壞之之機，故一入少陽即患脇滿乾嘔寒

熱不食也，更兼吐下汗針更不知變生何病

矣，故必審之知犯何逆然後可隨所犯而以

法治，非既入少陽再加吐下汗鍼之後而成

壞病也

一、此條傷寒論辯義第二百七十一條

一、辨少陽誤下胃土受困胸滿煩驚膽木不寧用柴胡和解內外加龍骨牡蠣以鎮肝膽之驚一法

一、傷寒八九日。下之胸滿煩驚小便不利讝語一身盡重。不可轉側者柴胡加龍骨牡蠣湯主之

一、金鑑曰傷寒八九日邪不解表不盡不可下也若下之其邪乘虛內陷在上者輕則胸滿重則結胸胸滿者熱入於胸氣壅塞邪在中者輕則煩驚重則昏狂煩驚讝語者熱乘於心神不寧也在下者輕則小便不利重者少

傷寒從新一卷六　少陽全篇　　　慈陵盧氏

腹滿痛小便不利者熱客下焦水道阻也邪
壅三焦則榮衛不行水無去路則外滲肌体
故一身盡重不可轉側也以小柴胡加龍骨
牡蠣湯主之其大意在和解鎮固攻補兼施
也
又曰此條乃陽經濕熱之身重若以為津亡
血滷陽氣不能宣布陰經濕寒之身重則誤
矣寒濕身重用真武湯桂枝附子湯以不渴
裡無熱也熱濕身重用白虎湯柴胡加龍骨
牡蠣湯以讝語胃有熱也其風濕風温身重
亦不外乎兼寒兼熱故此湯中用苓半大黃

為佐也

方有執曰胸滿者下後裡虛外熱入裡栰飲

上搏於膈所以煩也驚傷心心藏神而居膈

正虛邪勝所以不甯一身盡重不可轉側者

傷寒本一身疼痛亡津液而血濇不利故變

為沉滯而重甚也

程知曰下而心煩腹滿治以梔樸為邪入腹

也下而胸滿煩驚治以龍牡為邪入心也固

火劫而致煩驚治以桂枝龍牡為邪之外

越也因下而致煩驚治以柴胡龍骨牡蠣解

心陽之内寒也大小陷胸以高下緩急別之

諸瀉心湯以寒熱虛實辨之半芩治疫芩連

降逆梔豉湯虛煩參附回陽虛下後大法備

於斯矣

喻昌曰八九日過經乃下之可謂慎矣就知

外邪未盡乘虛而陷邪方在表裡其患已及

於神明於此而補天浴日豈復易易

張璐曰此係少陽之裡證諸家註作心經病

誤也蓋少陽有三禁不可妄犯雞八九日過

經下之尚且邪氣內犯胃土受傷膽木失榮

疫聚膈上有如是之變故主以小柴胡和解

內外逐飲通津加龍骨牡蠣以鎮肝膽之驚

也

徐大椿曰傷寒八九日下之即陷入裡也腦

滿用柴胡黃芩煩驚用龍骨鉛丹牡蠣小便

不利用茯苓譫語用大黃一身盡重不能轉

側者用茯苓此乃正氣虛耗邪已入裡而復

外擾三陽故現症錯雜隨症施治真神化

無方者也又曰按此方能下肝膽之驚疫以

之治癲癇必效

章楠曰此即明誤下救治之一證也傷寒雖

八九日其邪尚在少陽而誤下之以肝膽傷

而胸滿煩驚譫語睥胃傷則身重不能轉側

傷寒折衷　卷六　太陽府證

正傷而邪沸即所謂壞病也以小柴胡之人

參薑棗扶其中氣柴半黃芩降濕升清桂枝

通經脉龍骨牡蠣鎮肝胆而安神魂茯苓利

小便宣三焦之氣而以鉛丹下其疫涎大黃

一二沸取其氣以泄浮逆之邪不取其味以

通腑也蓋氣血擾亂邪反肆橫故必助之和

之升降之鎮攝之通其經脉利其三焦調其

藏府安其神魂平其暴氣下其疫涎乃為救

治周匝之法也

呂震名曰此證全屬表邪誤下陰陽擾乱濕

邪填胸膛中之氣不能四布而使道絕使道

絕則君主孤危因而神明內亂治節不行百
骸無主以致胸滿煩驚小便不利讝語一身
盡重不可轉側種種皆表裡虛實正邪錯雜
之證但病屬表邪臨入則陰陽出入之界全
藉少陽為樞紐故以柴胡名湯而陰邪之上
潛者從桂枝生薑半夏以開之陽邪之下臨
者用黃大黃以降之使上下分解其邪邪不
內擾而兼以人參大棗扶中氣之虛龍骨牡
蠣鉛丹鎮心氣之逆且柴胡大黃之攻伐得
人參扶正以逐邪而邪自解龍骨牡蠣之頑
鈍得桂枝助陽以載神而神自返其處方之

極錯雜處正其處方之極周到處不如此其

何脉施補天浴日之手而建扶危定傾之業

即神哉弗可及已

此條傷寒論輯義第一百十四條

柴胡加龍骨牡蠣湯方

柴胡　四兩　　龍骨　　黃芩　　生姜切

鉛丹　王函作黄丹　人參　　桂枝去皮　茯苓各一兩半

半夏二合半洗　　大黄二兩　牡蠣一兩熬　大棗擘

右十二味以水八升煮取四升內大黄切如

棊子更煮一兩沸去滓溫服一升本云柴胡

湯合加龍骨等

金鑑曰是證也為陰陽錯雜之邪是方也亦
攻補錯雜之藥之柴胡桂枝解未盡之邪大黃
攻已陷之裡熱人參薑棗補虛而和胃茯苓
半夏利水而降逆龍骨牡蠣鉛丹之澀重鎮
驚歛心而安神明斯為以錯雜之藥而治錯
雜之病也

主晉三曰足經方治手經病者參岑龍牡鉛
丹入足經而可轉行於手經者也手少陰煩
驚從足太少陽而來故仍從柴桂方邪來錯
雜不一藥亦錯雜不一以治之柴胡引陽藥
升陽大黃領陰藥就陰入參灸朮助陽明之

明神即所以益心虛也茯苓半夏生姜啟少

陽三焦之樞機即所以通心機也龍骨牡蠣

入陰攝神鎮東方甲木之魂即所以鎮心驚

也龍牡頑鈍之質佐桂枝即靈邪入煩驚疫

氣固結於陰分用鉛丹即墜至於心經浮越

之邪借少陽樞轉出於太陽即從茲收安內

攘外之功矣

此方傷寒論轉義在一百十四條下

過經十餘日太陽證未罷傳入少陽用大小

柴胡兩解一法

太陽病過經十餘日反二三下之後四五日柴

胡證仍在者先與小柴胡湯嘔不止心下急欝
欝微煩者爲未解也與大柴胡湯下之則愈
金鑑曰太陽病傳過三陽之經十餘日醫不
隨經施治反二三下之未致變逆後四五日
惟見少陽寒熱往來之柴胡證仍在者宜先
與小柴胡湯解表和裡如或不愈其嘔不止
心下滿急欝欝微煩此爲少陽表裡均未解
此與大柴胡湯下之程知表自可愈也
方有執曰過經與壞病同不知何逆而又二三
下之適所以致逆故曰反也下而又下陽明
雖未傷而少陽亦未除故曰柴胡證仍在也

嘔不止讝讝微煩乃邪擾二陽故曰未解也

程知曰此言過經誤下有用大小柴胡兩解

法也蓋其人之邪因屢下而深入若表證未

罷必先用小柴胡和其半表而後可兼攻其

裡也

林瀾曰嘔不止則半表裡證猶在然心下讝

讝微煩必中有燥屎也非下除之不可故以

大柴胡煮而行之

程應旄曰此則從前惧下時已薄及半表裡

邪瑠結于膈之上下使然膈上之邪已經小

柴胡解去而膈下之結未去氣無從降故逆

上不已也，用大柴胡一破其結，留者去而逆
氣下行矣。此上病治下之法也。又按此條與
陽明經，嘔多雖有陽明證，不可下之條細細
酌量。陽明證嘔在上，而邪亦在膈之上，此條
嘔不止。與前條但欲嘔，嘔在上，而邪却在膈
之下，膈之下已屬胃可下。不可下，此等處最
不容誤。又曰木氣上達，必無嘔證。用小柴胡
湯後仍見嘔，便屬府邪為病，不當責邪於經

矣。

周揚俊曰遷延至四五日後而少陽證仍在，
要之引邪入裡者，亦復不少。此於是仲景先

與小柴胡解外而嘔不止者外證尚在也心

下急欝欝微煩裡證復急也然後以大柴胡

兩解則病自愈揣幸其人胃氣素強屢誤不

為外變尚可不循次第一誤再誤耶

徐大椿曰太陽病過經十餘日反二三下之

此一誤再誤迺前雖已下非下法也以大柴

胡兩解之

尤在涇曰太陽病過經十餘日而有柴胡證

乃邪氣去太陽之陽明而復之少陽迺少陽

不可下而反二三下之於法為逆若四五日

柴胡證仍在者先與小柴胡湯所謂柴胡湯

病證而下之若柴胡證不罷者復與柴胡是
也若服湯已嘔不止心下急鬱鬱微煩者邪
氣鬱滯於裡欲出不出欲結不結為未解此
與大柴胡以下裡熱則愈亦先表後裡之意
也

柯琴曰病從外來者當先治外而後治其內
此屢經妄下半月餘而柴胡症仍在因其人
不虛故樞機有主而不為壞病與小柴胡和
之表症雖除內尚不解以前此妄下之藥但
去腸胃有形之物而未滌胸膈氣分之結熱
也急者滿也但滿而不痛即痞也薑夏以除

傷寒微新

嘔柴芩以去煩大棗和裡枳芍舒急而曰下
之則愈者見大柴胡為下劑也若與他藥和
下之必有變症意在言外○嘔不止屬有形
若欲嘔屬無形

、張路玉曰過經十餘日不知少陽證未罷反
二三下之因而致變多矣後四五日柴胡證
仍在未有他變本當兩解表裡但其人之邪
屢因誤下而深入不能傳散故必先用小柴
胡提其邪出半表然後用大柴胡為合法也

、此條傷寒論輯義第一百十條

、辨過經證屬可下悞用圓藥增利審內實先

宜小柴胡以解外後加芒硝以滌胃熱一法

傷寒十三日不解胸脇滿而嘔日晡所發潮熱
已而微利。此本柴胡證下之。而不得利今反利
宜小柴胡湯以解外後以柴胡加芒硝湯主之。

者。知醫以圓藥下之。非其治也。潮熱者實也先
而嘔。日晡所發潮熱已而微利。此本大柴胡

金鑑曰。凡傷寒過經不解熱邪轉屬胃府者
皆當下之今傷寒十三日不解過經胸脇滿
證也。下之而不通利今反利者詢知為醫以
丸藥迅下之非其治也迅下則水雖去而燥
者仍存恐醫以下後之利為虛。故復指日潮

熱者實也是可再下者也但胸脇之邪未巳

先宜小柴胡湯以解少陽之外復以小柴胡

湯加芒硝以下少陽之裡不用大黃而加芒

硝者因裡不急且經迟下惟欲其奧堅潤燥

耳是又下中兼和之意也

內臺方議曰潮熱者實也何不用大柴胡大

小承氣下之却用芒硝何也盖潮熱雖屬實

然巳先用九藥傷動藏腑若再用大黃下之

則脾氣傷而成壞證矣祇用芒硝潤燥以取

利也

方有執曰十三日過經也不解壞證也非其

治也、以上乃原其壞由於醫之誤以下至未

救誤之治也

尤在涇曰、此少陽經邪薰陽明內實之證、少

陽病在經、故胸脇滿而嘔、所謂柴胡證也下

之而三字衍凡柴胡證不得利今反利者

知醫以丸藥下之為醫之誤非病之情也潮

熱者陽明之實也實則可下、而證兼少陽則

不可下故先宜小柴胡以解其外後以柴胡

加芒硝湯以治其裡亦如上條之先與小柴

胡後與大柴胡之倒也、

柯琴曰、日晡潮熱已屬陽明而微利可疑利

既不因于下藥潮熱嘔逆又不因利而除故

知誤不在下而在丸藥也丸藥發作既遲又

不能蕩滌腸胃以此知日晡潮熱原因胃實

此少陽陽明併病先服小柴胡二升以解少

陽之表其一升加芒硝以除陽明之裡不加

大黃者以地道原通不用大柴胡者以中氣

已虛也後人有加大黃螵蛸者大背仲景

法矣

、周揚俊曰撥少陽之邪半入陽明之府脇滿

而嘔少陽迎胸滿而日晡潮熱陽明迎陽證

不得有利本當以少陽為主治今反利者圓

藥候下故也圓藥下性固遲遲渣滓難化以致
留滯作利裡邪未去徒傷津液故難徹利而
胸滿潮熱如故胸滿與嘔猶存此時復用大
柴胡先解其外後加芒硝以去其血分之熱
柴胡恐津液既傷而內外之邪不服宜以小
足矣此又聖人於候治變證善相人津液之
奧旨也

此條傷寒論輯義第一百十一條

大柴胡湯方 金匱並有大黄

柴胡 半斤　黄芩 三兩　芍藥 三兩

半夏 半斤 洗 生姜 五兩 枳實 四枚

傷寒後條辨　卷六　少陽府症　大柴胡湯　七十六

大棗　十二枚

右七味以水一斗二升煮取六升去滓再煎

溫服一升日三服一方加大黃二兩若不加

恐不為大柴胡湯

金鑑曰按許叔微曰大柴胡湯一方無大黃

一方有大黃此方用大黃者以大黃有蕩滌

蘊熱之功為傷寒中要藥王叔和云若不用

大黃恐不名大柴胡湯且經文明言下之則

愈若無大黃將何以下之急乎應從叔

微為是

又曰柴胡證在又復有裡故立少陽兩解之

法以小柴胡湯加枳實芍藥者解其外以和
其內也去參草者以裡不虛也少加大黃所
以瀉結熱也倍生薑者因嘔不止也
徐大椿曰小柴胡去人參甘草加枳實芍藥
大黃乃少陽陽明合治之方也
柯琴曰按大柴胡湯是半表半裡氣分之下
藥並不言大便其心下急與心下痞硬是胃
口之病而不在胃中結熱在裡非結實在胃
且下利則地道已通仲景不用大黃之意曉
然若以下之二字妄加大黃則十棗湯攻之
二字加何味乎。大小柴胡俱是兩解表裡

而有主和主攻之異和無定体故有加減攻

有定局故無去取之法也

周揚俊曰大柴胡總以少陽為主治而復有

裡者也外邪未解既不可治内而裡證已具

復不可專外故於和之之中加下藥微利之

用枳實大黃苦寒以泄陽明之熱也易甘草

以芍藥者煩欝非甘所宜故以收者滋肝何

者膽附於肝榮肝而煩可以解也仲景於太

陽經入膀胱府證則有五苓散少陽兼陽明

府證則有大柴胡湯皆兩解表裡之法也

王晉三曰大柴胡湯下也前章言少陽證不

可下而此復出下法者以熱邪從少陽而來
結於陽明而少陽未罷不得不借柴胡湯以
下陽明無形之熱故於本方去人參甘草實
脾之藥倍加生姜佐柴胡解表加赤芍以破
裡結則枳實大黃下之不礙表邪矣柴胡治
中大黃導下二焦並治故禍大
貴伯雄曰大柴胡為發表攻裡之劑可見表
症未解雖裡症甚急不宜專於攻下置表症
於不問迎然究竟攻裡之力倍於解表從此
可悟立方之法當相其緩急輕重而投之則
不拘成法中自然處處合法矣

吳遵程方注曰此湯治少陽經邪漸入陽明

之府或誤下引邪內犯而過經不解之證故

於小柴胡湯中除去人參甘草助陽戀胃之

味而加芍藥枳寔大黃之沈降以滌除熱滯

也與桂枝大黃湯同義彼以桂枝甘草薑大

黃兩解太陽誤下之邪此以柴胡黃芩半夏

薑大黃兩解少陽誤下之邪兩不移易之定

法也

此方傷寒論輯義在一百十條

柴胡加芒硝湯方

柴胡 二兩六銖　黃芩 一兩　人參 一兩　甘草 炙一兩

生姜切一兩　半夏五枚洗　大棗四枚擘　芒硝二兩

右八味以水四升煮取二升去滓內芒硝更

煮微沸分溫再服不解更作金鑑更作即更服

硝者因其少陽之證誤用小柴胡湯下之餘熱留

章楠曰此方以小柴胡三分之一而重加芒

於陽明而發潮熱故仍用小柴胡和少陽而

加芒硝鹹寒潤下以清陽明之熱不取苦寒

之藥峻攻也張錫駒言應以大柴胡加芒硝

然下焦燥結方可用枳實大黃加芒硝令仲

景申言此本柴胡證又曰今反利者以丸藥

下之非其治也則是本係誤下傷中已經下

傷寒緒論　卷[　]少陽府症

利並非燥結豈可更用枳寔大黄以傷

中乎可知必無用大柴胡之理矣其用芒硝

者取其鹹寒而不峻利以清陽明無形之熱

非為攻瀉而設此用者審之

貴伯雄曰傷寒再傳少陽之症未解胃中又

有實熱故用芒硝以蕩其餘波校大柴胡為

輕減矣

呂震名曰小柴胡湯原方加芒硝而分兩校

輕蓋潮熱固為內熱之候但其人業已微利

是裡氣已通特因下不知法故府邪未解則

無取大柴胡之峻攻其柴胡證之未罷者亦

巳先用小柴胡湯以解外此更無須柴胡之全

剤故復減約其分兩而但加芒硝以微通滯

此剤之最輕者張令韶謂當用大柴胡湯加

芒硝與經旨大悖矣

徐大椿曰大柴胡湯加大黃枳實乃合用小

承氣也此加芒硝乃合用調胃承氣也皆少

陽陽明同治之方

舒詔曰此為飲邪旁流入脇則脇滿飲邪上

逆而為嘔胃有宿結故潮熱法宜白朮茯苓

半夏草果砂仁乾薑大黃枳實以治之小柴

胡及柴胡加芒硝湯非法也

傷寒從新　卷六　少陽全篇

二百二八

服柴胡湯巳渴者屬陽明也。以法治之

一、金鑑曰、風寒之邪從陽明而傳少陽也、初不

渴今服柴胡湯巳反渴者是少陽轉屬陽明

也以法治之謂當分其經府見證而治之也

一、少陽證服小柴胡湯加渴者宜救津液一法

＾少陽轉陽明府證第三

此方傷寒論輯義在一百十一條

與大柴胡兩解同意

仍與柴胡湯以解少陽加芒硝以蕩胃熱亦

虛入胃以致下利而滿嘔潮熱之症猶在故

一、汪昂曰此少陽陽明藥也表症誤下邪熱乘

葛根白虎調胃間各從其宜而用之可耳

方有執曰巳畢巴服柴胡湯巴畢而渴則非

暫渴其為熱巳入胃亡津液而渴可知故曰

屬陽明也

沈明宗曰服柴胡湯巴渴者乃少陽之邪不

傳三陰而轉入陽明矣即當隨陽明現證而

治故謂以法治之

鄭重光曰小陽陽明之病機在嘔渴中分渴

則轉屬陽明嘔則仍在少陽嘔多雖有陽明

證不可攻之因病未離少陽巴服柴胡湯渴

當止若服柴胡湯巴加渴者是熱入胃府耗

津液而消水此屬陽明胃府病也

俞昌曰風寒之邪從陽明而傳少陽起先不

渴裡證未其及服小柴胡湯已重加口渴則

邪還陽明而當調胃以存津液矣然不曰攻

而曰以法治之意味無窮蓋少陽之寒熱往

來间有渴證倘少陽未罷而恣意攻之不自

把少陽之禁乎故見少陽重轉陽明之證但

云以法治之其法雜何即發汗利小便已胃

中燥煩寔大便難之說也若未利其小便則

有楂岑五苓之法若津液熱熾又有人參白

虎之法仲景圓機活潑人存政舉未易言矣

章楠曰本少陽證服柴胡湯已少陽證罷而
渴者其邪轉屬陽明是從裡出表之機當以
陽明法治之可解也若見陽明府證是為入
裡又當用下法矣

程應旄曰服柴胡湯已渴者非關津搏水逆
熱入胃而耗精消水矣此屬陽明治在陽明
有經有府自當議法於葛根白虎調胃間非

爾柴胡湯事也

周揚俊曰今不言治法而曰以法治之者正
以外證未罷當用本湯去人參半夏加栝蔞
法裡多外少當用大柴胡法若全入裡則用

二百
九二

小承氣法、廢幾律設大法治近病情乎

徐大椿曰此必先見少陽之症、故用柴胡湯

服後而渴、則轉屬陽明矣

此條傷寒論輯義第一百零三條

【少陽經將傳太陰症第四

、辨邪氣傳裡不傳裡一法

傷寒七八日、無大熱其人躁煩者此為陽去入

陰故也

金鑑曰傷寒六七日、邪欲入裡之時也無大

熱表熱微也躁煩者、裡熱盛也此為陽去入

陰也陽去入陰者謂陽邪去表入裡傳於三

陰也

、成無已曰內熱為煩謂心中鬱煩也外熱為

躁謂身外熱躁也內熱為有根之火故但煩

不躁及先煩後躁者皆可治外熱為無根之

火故但躁不煩及先躁徹煩者皆不可治

方有執曰往也言表邪去而入於裡所以

外無他熱而內則煩躁也

、周揚俊曰陽邪不從外解必從內傳病至六

七日已在經盡欲解之時而無大熱似可解

矣乃其人忽然煩躁知無大熱者非熱勢之

去於外已漸進於陰也然入陰未定何經欲

陽盡藏

少陽全篇

傷寒從新

高治法亦姑就熱邪之存於何經者一解之

則傳入者亦必少殺耳

張路玉曰邪氣傳裡則躁煩不傳裡則安靜

也

沈金鰲曰按六七日者由少陽愎治延至日

久也外無大熱似宜安靜忽內生煩躁其三

陰之受邪必矣盖三陽之熱作于表三陰之

熱甚于裡躁煩者裡熱盛也陽去入陰以少

陽處于半表裡由陽入陰其機至速醫者不

可不急圖於早也

柯琴曰此條是論陽邪自表入裡症也凡傷

寒發熱至六七日熱退身涼為愈此無大熱

則微熱尚存若內無煩躁亦可云表解而不

了了矣傷寒一日即見煩躁是陽氣外發之

機六七日乃陰陽自和之際反見煩躁是陽

邪內陷之兆陰者指裡而言非指三陰也或

入太陽之本而熱結膀胱或入陽明之本而

胃中乾燥或入少陽之本而脇下硬滿或入

太陰而暴煩下利或入少陰而口燥舌乾或

入厥陰而心中疼熱皆入陰之謂

此條傷寒論輯義第二百七十三條

少陽自解證第五

二百十三

、辯少陽經解不解一法

、少陽病欲解時從寅至辰上

、金鑑曰寅卯辰巳未旺之時也経云陽中之少

陽通於春氣故少陽之病毎乘氣旺之時而

解經氣之復理固然也

魏荔彤曰病在少陽乘其正旺如法治之何

病不已

、柯琴曰寅卯主木少陽始生即少陽主時也

主氣旺則邪自解矣辰上者卯之盡辰之始

也

此條傷寒論輯義第二百七十六條

口苦咽乾

咽乾口燥舌澀俱為熱證但有微甚耳惟太陽
中寒桂枝附子湯證由誤汗咽乾作甘草乾薑
湯以復其陽者隨其逆治壞病者也非治其本
寒也然咽乾之由有由汗下後而得者有不因
汗下而得者其間治法或和解或微汗或急下
或微下當考其兼有之證而施輕重之治然其為
熱則一也蓋經謂咽喉乾燥亦不可汗以其多
有裡證故也實無寒病善治者尤宜互考渴條
乃獲全功戌無己

論云少陽之為病口苦咽乾目眩也此皆膽火

者口雖不渴總屬熱證辛溫忌投矣 呂震名

由濕熱欝蒸而成宜掃除胸中陳窞之氣此二

乾為少陽病之提綱至於口甘內經稱為脾癉

口苦者乃承熱入於少陽也故仲景以口苦咽

喋難言者痓風也 張兼善

者腎熱也舌乾口燥而欲飲水者陽明熱也口

口中苦者膽熱也口中胡者脾熱也口燥咽干

唇口俱赤腫者熱甚也唇口俱青黑者冷極也

凡口唇焦乾為脾熱焦而紅者吉焦而黑者凶

火治之柴芩栀子丹皮之類 傷寒指掌

內盛上走空竅而然不拘傷寒雜病以少陽相

引飲曰渴不引飲曰燥乾凡傷寒少陽邪在中

焦口苦舌乾不甚渴脉弦者少柴胡湯少陽脉

弦往來寒熱而嘔口燥咽干者小柴胡湯口干

少津液脉浮緊微數者白虎加人參湯陽明無

大熱背惡寒口燥咽干者白虎加人參湯少陰

病得之二三日口燥咽乾急下之以存津液大

承氣湯此熱在下焦燥枯腎水下不可緩也若

溫病怫熱內欝未有不口燥咽干者小清凉散

增損三黄石羔湯再看無證消息之凡傷寒汗

吐下後津液少口燥咽干及虛人水衰火旺口

燥咽干以補陰益氣煎加麥冬黄栢知母天花

粉以滋其水若脉沉足冷者多難治溫病下後

須酌之不可驟補脉沉足冷宜大下之不可以

傷寒例拘之　楊栗山寒溫條辨

舌乾口燥者因邪熱聚胃消耗津液胃汁乾也

宜調胃承氣湯少陰舌乾口燥此内外枯極熱

消腎汁宜急下之若汗下過多津液衰少或病

方瘥血氣尚虛以致心火不降腎水不升而口

燥咽乾者宜滋陰養氣之刹　葉桂

目眩

凡傷寒頭眩者莫不因汗吐下虛其上焦元氣

之所致也眩者目無常主頭眩者俗謂頭旋眼

花是也、眩冒者昏冒是也少陽口苦咽干目眩
者少陽居表裏之間以表邪漸入於裏表中陽
虛故目眩也太陽少陽併病或眩者責其虛也
傷寒有起則頭眩與眩冒者皆汗吐下後所致
是知其少陽虛也故針經曰上虛則眩下虛則厥
眩雖為虛又陽明中風但頭眩不惡寒者此又
風主眩也凡此皆非逆候及其諸逆發汗劇者
言亂目眩者死、車純
眩者頭旋目花也花也在少陽為木火上發凡鈎藤
天麻池菊桑葉等均屬熄風妙品宜加入之汗
吐下後屬虛無疑傷寒指掌

傷寒從新　卷六　少陽全篇

有眩運者有冒者運為轉運之運此為頭旋
者是也冒為蒙冒此為瞀迷者是也乃少
陽為病以少陽屬木木能生風風主運動故時
目旋而頭眩也然有太陽漏汗不止而頭眩有
陽明風病善食而頭眩有汗吐下後氣虛而頭
眩有素因怯弱血少而頭眩有火藏痰上而頭
眩有易病元氣奪而眩運輕則越方眩運重則
眩有正氣虛脫而頭眩有婦人經水適來而頭
卧亦旋轉矣又云不經汗吐下脈弦而眩運者
小柴胡湯主之若經汗吐下後而眩運者宜用
溫經之藥故仲景治頭眩而用茯苓桂枝白术

甘草真武之類、葉桂

眩若頭旋眼黑也、傷寒頭眩、邪在半表半裡、表
中陽虛故時時頭眩、葛根湯、少陽頭眩、口苦咽
乾、小柴胡湯加天麻、桑葉、石決明可也、吳氏治
傷寒、汗出過多、頭眩身搖戰熱麻虛、數人參、養
榮湯、倍人參、加天麻、少佐酒炒黃柏、二服而愈
勞老、云頭旋眼黑、非天麻不能定、少佐黃柏、以
滋腎水也、若血虛頭眩、四物湯、加人參、天麻、氣
虛頭眩、四君子湯、加天麻、川芎、伏疫頭眩、二陳
湯加南星、白术、天麻、川芎、內兼火上攻再加
酒炒黃芩、竹瀝、姜汁、惟溫病頭目眩及頭脹頭

痛頭汗並目赤目黃目不明與傷寒治法不同
俱是雜氣伏鬱中焦邪熱亢閉上攻頭眩乃胃
家竅也通用升降散加味涼膈散清利之頭眩
疼暈加大黃目眩赤等證暈加龍膽草酒炒寒
頭痛屬太陽證其有頭不痛而但苦眩旋者則
得之陽明者居多凡病初起即苦頭旋者有風
有熱有痰如仲景曰陽明病但頭眩不惡寒故
能食而欬其人必咽痛陽明病以能食為中風
是因風而頭眩者也又云陽明病脈遲食難用
飽飽則微煩頭眩必小便難此欲作痎瘧熱
在裡乃發瘴黃是因熱而頭眩者也由是而推

之、於疫則挾風為風疫挾熱為熱疫凡疫必有

其致疫之因審其所因以治生疫之本則疫自

去此皆實證立治之大法至於少陽之為病則

為目眩目眩與頭眩有別而總為陽熱上升之

所致也又少陰病下利止而頭眩時時自冒者

死、諸逆發汗劇者言亂目眩者死此陰竭而竭

陽上脫不可復救有搖頭者與頭眩又有別經

云獨頭面搖卒口禁背反張者痙病也更有搖

頭言者裡痛也亦尚非逆候至於陽反攖留形

体如煙薰直視頭此為心絕必不可救玄霰名

經云上虛則眩下虛則厥眩雖為虛而多有偏

風者蓋風主運動故也　緒論

王肯堂曰內經論眩皆屬肝木屬上虛丹溪論

眩主於補虛治痰降火仲景治眩亦以痰飲為

先也趙以德曰丹溪先生主火而言者道也然

道無所之而不在道之謂何陰陽水火是也其

順淨清謐證者水之化動擾亂者火之用也腦

者地氣之所生故藏於陰目之瞳子亦腎水至

陰所主所以二者皆喜謐證而惡動是故腦轉

目眩者皆由火也內經云諸風掉眩皆屬肝木

者是專言風邪矣原病式釋之曰風火皆屬陽

多為蕪化陽主乎動兩動相搏則頭目為之眩

運而旋轉火本動也焰得風則自然旋轉於是
乎掉眩棹搖也眩昏亂旋運也此非風邪之因
火所成者欻然風有內外之別外入者兼火化
者則如是若內發者尤是因火所生之風也

◎耳聾

耳聾有二一由重發汗虛一由少陽中風胸
脇痛耳聾尺寸脈俱弦者少陽受病也 王肯堂
少陽中風則耳聾無問也厥陰榮衛不遍耳聾
囊縮者死凡傷寒溫疫耳聾為常例然以此可
察病之輕重其病漸醒其病漸退其聲漸甚其
病漸進披金鑑云目眩耳聾少陽本病病退自

復若汗吐下三法後目眩兼神昏語亂者乃神

散氣脫之候不治若誤發濕溫之汗以致耳聾

不躰言語者名重膇死症也 傷寒指掌

耳聾屬少陽證邪入少陽挾痰上升清竅為蒙

治當清解少陽則耳聾自罷又有發汗太過固

虛而致耳聾者經云未持脈病人又手自冒心

師因教試令欬而不欬者此必兩耳無所聞者

以虛故也既責其為虛不但不宜再發其汗而

且不宜妄下惟有輕清之利通調表裡使邪氣

漸退粥食漸加正氣漸復自然而愈不能強治

耳 傷寒尋源

耳聾者邪傳少陽之經也若未曾經汗宜和解

曾重發汗宜補 葉桂

耳屬足少陰腎經又屬手少陰心經又屬手太

陰肺經又屬足厥陰肝經又屬手足少陽三

膽手太陽小腸經之會又屬足陽明大腸胃

經又屬足太陽膀胱經又屬手足少陰心太

陰肺脾足陽明胃經之絡耳前屬手足少陽

焦膽足陽明胃經之會耳後屬手足少陽三

膽經之會 王晉堂

中藏經曰腎者精神之舍性命之根外通於耳

素問曰腎在竅為耳腎和則耳能聞五音矣又

傷寒從新 卷六 少陽全篇

傷寒鈐歲

曰腎者主為外使之遠聽視耳好惡以知其性

故耳好前居牙車者嗌端正詎牙車即頰車穴

也、元珠曰耳薄而黑或白者腎敗也東垣曰耳

本主腎而復能聽聲者聲為金是耳中有肺水

土生於申也主水曰手太陰肺絡會于耳中肺

虛則少氣不能報息而耳聾又曰肝病氣逆則

耳聾不聰休丹溪曰耳聾屬熱少陰厥陰熱多

素問曰少陽主膽其脉循脇絡於耳故傷寒三

日少陽受之則胸脇痛而耳聾九日少陽病衰

耳聲微聞、津紹

◉往來寒熱

往來寒熱者，寒已而熱作，熱已而寒迭，盖寒為陰，熱為陽，裡為陰，表為陽。邪客於表，與陽爭則發寒矣；邪入於裡，與陰爭則發熱矣。邪在半表半裡之間，外與陽爭而為寒，內與陰爭而為熱。寒多而熱少，則熱多而寒少，邪在半表。表裡之不拘，內外之無定，由是寒熱往來而無常也。故以小柴胡立諸加減法，以和解之。又熱如瘧，與夫往來寒熱，似是而非，如瘧者止作有時，或往來，或來日有三五發，或來者十數，則止作無時，或往來則作，分則止矣。往來寒熱發，此其與瘧異也，雖然往來寒熱屬半表半裡。

傷寒從新　卷六　　少陽全篇

往来寒熱者審其寒熱多少視其邪氣淺深俱

治之 ＊傷寒指掌金鏡

間日一次謂之瘧屬雜病此不得概以小柴胡

越婢一湯 若寒熱有作止之常二日一次或

有汗宜桂枝二麻黄一湯熱多寒少宜桂枝二

瘧此太陽未盡之表邪也無汗宜麻桂各半湯

如瘧寒熱寒熱無休止之常日三五發謂之如

因不已是也為少陽主證小柴胡湯 太陽有

少陽有往来寒熱寒已而熱作熱已而寒趗相

寒熱亦宜大柴胡下而愈 _{成無已}

當和解之又有病至十餘日熱結在裡復往来

用小柴胡湯和之、若寒多加桂枝熱多加大黃
是大法也　景柱

往來寒熱必先與小柴胡湯和之、服後不解其脉
反浮者與大柴胡湯使邪從裡而散其脉如
數者與大柴胡湯使邪從裡而出也、溫病伏邪
內鬱往來寒熱屬熱結在裡陰陽不和增損
大柴胡湯主之、如升降散乃此證妙藥也盖升
清可以解表降濁可以清裡則陰陽和而內外
俱徹矣若施之傷寒則又不可　寒溫條辨
寒熱往來者主半表半裡其病屬少陽盖少陽
當陰陽出入之樞、邪至其地與正氣相爭相爭

傷寒從新　卷六　少陽全篇　　乙二四又戔畫盗歳

則寒爭勝則熱矣此與惡寒發熱有別惡寒發

熱者寒熱互見此則寒時自寒而不見熱時

自熱者而不見寒迚又與寒熱如瘧者有[別寒熱]

如瘧者作止有時此則寒巳而熱熱巳而寒一

日三五發甚者十數套與瘧狀有以異迚小柴

胡湯專治往來寒熱迚蓋病至少陽發汗攻裡

皆所不宜故以是方為和解之劑乃少陽病之

定法迚 呂震名

寒熱往來屬半表半裡證然有由表而裡者又

有由裡而表者不可不辨迚大凡風寒之邪多

自表而裡濕熱之邪多自裡而表風寒法仲景

論中詳矣至濕熱之邪伏於募原其起病即見嘔渴胸滿痛不大便諸裡證及其發熱往往熱已而寒寒已而熱此其裡證重於表證宜察其裡證之輕重使裡先和則表自解蓋病自裡而表少陽正當往來出入之界故其始往來寒熱繼則熱多寒少再則但熱不寒至晝夜壯熱而識妄煩渴畢見此病之由輕入重迨至於由重出輕則必使讝妄煩渴諸裡證先罷身熱漸和其時邪氣已退正氣未復又復相爭而為往來寒熱此乃病出入之大機而前之寒熱往來為病進俟之寒熱往來為病退總視其裡證之輕

重有噁為據迎其有邪氣全退表裡俱和而仍

寒熱未去往来如瘧者此因正氣未復宜調其

飲食和其榮衛自然漸愈切不可驟與峻補恐

餘邪為戀反增其害矣又以傷寒往来寒熱與

瘧相似而實非凡瘧當未作之時飲啖如平人

至瘧作而始作此則默默不欲飲食兼有口苦 同上

心煩喜嘔胸脇痛諸證以此為辨

元氣寡弱之人素挾疫瘴略有動作勞傷則憎

寒發熱有似傷寒其脉弦數無刀脉下及臂或

腿縫有核腫痛者謂之勞瘵切勿汗下宜補出

益氣加降火清疫藥輕者周時微汗自瘥 塇王

寒熱往來者陰陽相爭勝則寒陽勝則熱也。
蓋熱為陽寒為陰表為陽裡為陰邪之客於表
者為熱邪與陰相爭則為熱邪在半表半裡之
為熱邪與陽爭則為寒邪之傳于裡者
間者外與陽爭則為寒內與陰則為熱或表或
裡或出或入是以往來寒熱為半表半裡之症
也故凡寒勝者必多寒熱勝者必多熱審其
寒熱之勢則可知邪氣之淺深也　張景岳
往來寒熱有三義少陽自受寒邪陽氣衰少既
不能退寒又不能發熱至五六日熱欝內發姑
得與寒氣相爭而往來寒熱一也若太陽受寒

過五六日陽氣始衰餘邪未盡轉屬少陽此往

來寒熱。二也風為陽邪。少陽為風藏。一中于風。

便往來寒熱。不必五六日而始見。三也柯氏

凡治寒熱用柴胡之屬者升陽氣使不下陷入

陰中則不熱也用黃芩之屬者降陰氣使不上

入陽中則不寒也。

　三肯堂

胸脇滿痛

邪氣傳裡芷先自胸而脇以次經心腹而入胃

迤是以胸滿多端表證脇滿多端半表半裡證

如下後脉促胸滿者桂枝去芍藥湯又太陽與

陽明合病喘而胸滿者不可下宜麻黃湯二者

屬表須汗之盖胸中至表猶近迤及脇則更不
言發汗但和解而已經日設胸滿脇痛者及胸
脇滿不去者與夫本太陽病不解傳入少陽脇
下硬滿乾嘔往來寒熱脉沉緊者俱宜小柴胡
和解之迤大抵邪初入裡尚未傳留為實但欝
積生滿者和解斯可矣若留于胸中聚而為實
者又非吐下之不可已如發汗若下之煩熱胸
中窒者栀子豉湯若胸中痞硬氣上冲咽候不
得息者此胸中有寒客蔕散二者均是吐劑又
當知栀子吐虛煩客熱瓜蒂吐痰實宿寒迤
撥金鑑云邪氣傳裡必先自胸若脉浮惟胸滿

而不及脇者仍屬太陽表分也宜麻黄湯因胸

及脇而皆滿者扁少陽經也宜小柴胡湯若十

餘日不解胸脇滿而兼乾嘔潮熱者是少陽兼

陽明也宜大柴胡湯加芒硝兩解之若表巳解

心下及腹与脇滿硬而痛乾嘔小便不利者是

碎飲內實也宜十枣湯攻之

胸滿者謂膈間氣塞滿悶非心下滿也脇滿者

謂脇肋下氣塞填滿非腹中滿也盖邪氣自表

傳裡必先自胸膈脇肋以次至腹入胃是以胸

滿多端表症治宜發散脇滿為半表半裡症治

宜和解若腹滿又為裡症而用通利之法也

傷寒脅痛屬少陽經合用小柴胡湯痛甚而不

大便者於內加穀若尋常脅痛不係正傷寒

時身體帶微熱者本事方中枳殼散用枳殼

桔梗細辛川芎防風各四分乾蔓錢半甘草一

錢若只是脅痛別無難症其痛在左為肝經受

邪宜用川芎枳殼甘草其痛在右為肝經移病

於肺宜用薑黃枳殼桂心甘草此二方出嚴氏

濟生續集加減在人又有肝經傳疫伏飲或一

邊脅痛宜用導痰湯 戴氏

嘔

嘔者聲物兼出者迅俗謂之碗非也夫碗與噦

蓋字異而音義俱同吐者但吐出其物而無聲
故有乾嘔而無乾吐有責為熱者責為寒者至
於吐家則悉言虛冷也嘔而又有停飲者有胃脘
有膿者皆當明辨之嘔而發熱者柴胡湯證具
與其嘔不止心下急鬱鬱微煩大柴胡湯主之
者是邪熱為嘔也聊上有寒飲乾嘔者不可吐
也當溫之與其乾嘔吐涎沫頭痛者吳茱萸湯
主之是寒邪為嘔也先嘔後渴者此為欲解先
渴後嘔者為水停心下此屬飲家是停飲嘔者
嘔家有膿不須治膿盡自愈是胃脘有膿而嘔
也諸如此者雖有殊列大抵傷寒表邪欲傳裡

裡氣上逆則為嘔也是以半表半裡證多云嘔

也傷寒三日三陽為盡三陰當受邪其人反嘔

食而不嘔此為三陰不受邪是知邪氣傳裡者

必致嘔也至於乾姜附子湯證云不嘔不渴為

裡無熱也十棗湯證云嘔短氣汗出不惡寒者

此表解裡未和也即此視之其嘔為裡熱明矣

嘔家之為病氣逆者必散之痰飲者必下之千

金曰嘔家多服生姜此是嘔家聖藥是要散其

逆氣也金匱云嘔家用半夏以去其水水去嘔

則止是要下其痰飲也嘔多雖有陽明證不可

攻也謂其氣逆而未收歛為實也其嘔而脈弱

小便復利身有微熱見厥者巳為難治盖謂其

盧寒之甚迎(成無已)

邪在半表半裡多嘔故嘔屬少陽然六經皆有

嘔症各照本經治之(傷寒指掌)

按金鑑云表邪入裡裡氣格拒上逆作嘔屬少

陽也宜小柴胡湯和之若表邪不解而嘔屬太

陽也宜柴桂湯若心下硬而煩或不大便宜大

柴胡湯若食穀欲嘔屬陽明中寒宜吳萸湯

嘔吐涎沫屬厥陰亦宜吳萸湯得湯更嘔屬

表熱宜葛根加半夏湯若嘔吐蚘者宜烏梅丸

嘔而不利是有水氣屬少陰也宜真武湯飲而

嘔嘔而飲飲嘔相因不已是傳水也宜五苓散

嘔者聲物俱有而漸出吐者無聲有物而頻出

校其輕重嘔甚於吐也若有聲無物為乾嘔也

蓋因表邪傳裡裡氣上逆則為嘔也若胃熱而

嘔吐者脈捉數口燥渴是也胃寒而嘔吐者脈

捉遲逗冷是也水氣而嘔吐者喉中漉漉後嘔膈間

怔忡是也膿血而嘔吐者膈腥腥血逆上冲

是也又有乾嘔者因邪熱在胃脘熱氣與穢氣

相併逆上冲胸故有此症大率與嘔吐治法不

嘔者火聲疫動也吐者濕疫無火也蓋胃中有

火則有聲若但吐無聲胃中陽虛可知餒無從
事辛溫乎然嘔甚於吐其類有五一為邪傳少
陽一為寒邪傷胃一為熱邪傳裡一為壞病胃
虛一為陰寒內拒故凡嘔吐清水即為直中寒
證若胃中有熱必見涎涎酸水也病機云諸嘔
吐酸及水液渾濁皆屬於熱諸病水流澄澈清
冷皆屬於寒此可見矣〇凡溫病熱病嘔吐者
火性上炎迅無間表裡通宜涼膈散嘔吐煩渴
者白虎湯〇濕溫嘔吐者白虎合解毒湯〇胃
寒而嘔吐者橘半藿香厚朴為主〇胃熱而嘔
吐者芩連葛根竹茹芦根為主〇胃虛而嘔者

参术参半生姜糯米為主○○陰寒而嘔吐者吳

萸黃乾姜附子丁香為主○○凡嘔吐切不可用

甘草大棗皆當去之惟胃虛者不在禁例路玉

○○正少陽古法

凡遇傷寒初起頭痛發熱而脉弦細者此少陽

初感寒邪故頭痛發熱與太陽同而脉則現少

陽本象也少陽少血多火雖有表邪不可發汗

當以小柴胡湯和之　若發熱耳聾目赤胸滿

而煩者此少陽中風也蓋少陽屬木火風中其

經亦同氣相感風動火炎故見症如此耳目為

表之裡胸中為裡之表亦當用小柴胡湯和之

若頭痛胸滿口苦咽乾或往來寒熱脉浮而按

自下痢者此太陽少陽合病也緣熱邪入少陽

之裡膽移熱於脾故下利黃芩湯主之其邪不

在半表而在半裡故不用柴胡而主黃芩嘔加

半夏生薑治疫欲也

傷寒汗出不解十餘日

結熱在裡心下痞硬嘔吐下痢復往來寒熱者

大柴胡湯主之此熱邪從少陽而結于陽明故

合治之 傷寒四五日身熱惡風頭項強 柴胡

脇下滿 手足溫而渴者小柴胡湯主之 柴胡

按此是太陽少陽併病當用小柴胡去參夏加

桂枝括蔞根兩解之 以上傷寒指掌

陽明病發潮熱大便溏小便自可胸脇滿者小
柴胡湯主之△按此陽明少陽合病因胃家未
實故從少陽胸脇滿一症即用小柴胡和之使
熱邪從少陽而解不復入陽明矣
陽明病不大便胸下硬滿而嘔舌上白胎者可
與小柴胡湯△按白胎屬疫飲溢于上焦與小
柴胡則疫飲化而津液行胃氣一和則上焦仍
得汗出而解矣
傷寒陽脉濇陰脉弦法當腹中急痛先用小建
中湯不差者小柴胡湯主之△按尺寸俱弦爲
少陽受病今陽濇陰弦是寒邪傷於厥陰以腹

也

中為厥陰部位故急痛先用小建中所以平肝

散寒也未差仍用柴胡者使邪引出少陽而解

傷寒胸中有熱胃中有邪氣腹中痛欲嘔吐者

黃連湯主之△此寒熱相持於內故用薑連以

和裡胃中寒邪尚可外達故用桂枝以和表此

仍不離少陽之和法亦可兼治厥陰寒熱嘔逆

○少陽新法

凡人腠理疎瀹風溫之邪即骸直入少陽以少

陽屬木火同氣相感也或有由其人素有伏邪

因風寒外觸其邪直從因發而出於少陽者亦

溫病也其症初起或見微寒即發熱不已口苦
目赤胸滿脇痛過而欲嘔脉來弦滑而數舌胎
白兼邊紅或淡紅色此邪初發於少陽也宜柴
芩栀丹翹薄清解之至四五日舌胎純紅起刺
煩躁不寧六七日耳聾額赤神昏讝語或汗出
不解或疵疹透於胸前此時木火大熾紫分血
熱巳極大忌風藥劫液宜用鮮生地二兩犀角
連翹黃芩薄荷丹皮黑栀鈎藤銀花之屬以清
膽府之熱兼解紫分之邪熱盡自解矣
如見目赤面紅神柰不語舌如芒刺或疵見紫
色此色絡之火亦盛迎犀角鮮生地鈎丁連

翹川連莒蒲丹皮黑梔銀花等解之芒刺一退

即當水中養水寒涼不可過分宜六味甘露等

湯加減 少陽兼色燈火

如初起即見舌胎鮮紅神昏譫語煩躁不寧者

此溫邪上乘胞絡迅防發丹疹切忌升葛荊防

宜犀角連翹鉤丁薄荷丹皮川解菖蒲天竹黃

沒竹葉入中黃凈銀花之類以解胞絡榮分之

熱則盡透而神清矣 溫邪入胞絡

如舌胎紅中兼白色症見譫語咳嗽者此風溫

入於心肺兩經此宜透營分之熱兼洩氣分之

邪當用羚羊角連翹薄荷黃芩象貝杏仁蔞皮

丹皮元參梔子之類次用梨汁蔗漿金斛麥冬

花粉粉沙參之類以養肺胃之陰（溫邪入心師）

如癍疹已透之後依然神昏譫語目睛微定舌

色鮮紅者此熱疫乘於胞絡也宜犀角尖鮮菖

蒲天竺黃川貝母連翹鈎丁丹皮沒竹葉竹茹

辰砂之類以開熱疫神自清矣火清毒解之後

如見蟲煩嘔惡驚悸不寐只用溫胆湯和之（胞絡熱疫）

如火邪既退之後身体不能轉側而兼脇痛者

此必有入絡之疫也宜天虫全蝎鈎丁桂枝尿

薑澤蘭竹歷薑汁之類追之熱疫

如癍疹已透而熱邪未退舌絳神呆語言顛倒

小便赤澀黝滴如稠此熱結小腸所致夫小腸

結則火邪逆乘心胞故神昏急用導赤散加川

連連翹赤小豆栀子等以清小腸之熱則便利

而神清矣 小腸熱結。以上諸症皆溫邪為病故入少陽新法內

○少陽陽明新法

前陽明少陽是表症此少陽陽明是裡症

少陽之邪不解熾入陽明胃府外症耳聾額赤

發熱便秘舌胎遞紅中燥黃乃二陽合病也倣

大柴胡意用柴芩枳寔連翹赤芍黃芩大黃微下

之若見舌胎黃中現出黑點煩悶惡心身痛

足冷此胃中熱毒欲發癍也宜透癍解毒犀角

連翹梔子牛蒡黃芩薄荷銀花之類 傷寒

○少陽太陰 新法

凡見舌胎尖紅根黑或边紅中黑或紅中帶黑、
黯面紅目赤唇燥口渴齒縫出血或鼻流衄血、
此少陽毒盛火抑瘀不得透膝理閉塞以致陽
邪陷入太陰、此病由於失表失清急宜清解用
犀角連翹牛旁黃芩薄荷丹皮元參鮮生地净
銀花之類以化瘀解毒蓋病由於失表恐瘀不
能外達皮毛故從解化傷寒

○少陽少陰 新法

少陽之邪不解則胞絡熱而肺門秘肺竅不通

傷寒從新 卷六

則傳濡之液流入少陰脈象弦細而數舌胎尖

紅根紫或純紅趷刺耳聾齒枯舌燥唇焦午後

發熱神昏不語或鄭聲作笑此少陽木火大熾

返逼少陰二少夾司病非輕淺急宜解木火之

醫以救少陰之水用柴芩鮮止地丹皮黑枙連

翹川連鮮菖蒲之類以清之解之如不應急當

滋少陰之水以濟少陽之火如六味飲一陰煎

之類加減投之服後舌轉微紅神清齒潤則木

火之鬱解而少陰亦沾矣　溫病

◯少陽厥陰　新法

少陽與厥陰為表裡木火之邪無處發洩勢必

連及於肝此表裡俱病法當從少陽治以引陰

出陽

如見舌起紅刺或黑中有紅點外症發熱惡寒

如瘧狀手足乍溫乍冷煩悶消渴譫語二便不

通脈弦而數方用柴芩黃連鮮地丹皮梔子鈎

丁薄荷等以散風木之欝使邪復出少陽而解

此溫病

傷寒從新卷六終